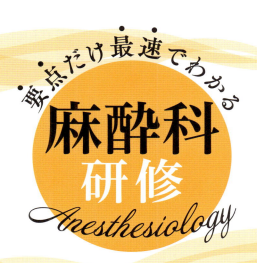

要点だけ最速でわかる
麻酔科研修
Anesthesiology

著
品川(関)久美子
福井大学医学部附属病院
麻酔科蘇生科

編集協力
中山祐次郎
湘南東部総合病院外科
湘南医療大学 臨床教授

MEDICAL VIEW

本書では，厳密な指示・副作用・投薬スケジュール等について記載されていますが，これらは変更される可能性があります。本書で言及されている薬品については，製品に添付されている製造者による情報を十分にご参照ください。

Anesthesiology for Residents
(ISBN 978-4-7583-1311-7 C3047)

Author : SHINAGAWA SEKI Kumiko
Advisory editor : NAKAYAMA Yujiro

2024. 10. 10 1st ed

© MEDICAL VIEW, 2024
Printed and Bound in Japan

Medical View Co., Ltd.
2-30 Ichigayahonmuracho, Shinjyukuku, Tokyo, 162-0845, Japan
E-mail ed @ medicalview.co.jp

序 文

　本書を手に取っていただきありがとうございます．麻酔科にローテートされる前に本書を開いてみたところでしょうか．それとも，ローテート中でお困りのことがあって，本書で調べるところでしょうか．

　ご高名の先生方がたくさんおられるなか，若輩者の私がこのような本を書かせていただくのは，大学病院で麻酔科専門医指導医として初期研修医，後期研修医の先生方と日々接していくなかで，研修医の先生方が何を知りたいかがわかるようになってきたからです．研修医の先生は「私だけがこんなにできないのか」と口々に言いますが，そうではありません．みんな同じことを疑問に思い，同じことに困っています．そのような研修医の先生方に，麻酔科ローテートをより楽しく，よりスムーズに過ごし，「麻酔科って面白い！」と思っていただけたらと，本書を書きました．書きたいことがたくさんあるなかで，多くの研修医にどんなことを解説してほしいか，どんな本がほしいかを調査しました．それに応える形で，われわれ麻酔科医が何を考え日々麻酔をしているのかわかりやすく，ポイントを絞って解説しています．

　麻酔科ローテート前にぜひ思い出してほしいことがあります．手術は医療者にとっては日常ですが，手術をする患者さんにとっては一大イベントだということです．病気であること，また，それに伴う痛みにストレスを抱えています．痛みやストレスは患者さんの術後の回復に影響を与えます．さらに手術の侵襲により，循環動態や呼吸動態にも変動が起きます．痛みやストレス，侵襲による変動をできるだけ少なくすることが「麻酔」，そして麻酔科の大事な役割です．そのことを忘れずに，今も毎日，患者さんと向き合っています．

　本書を読まれた先生方が，麻酔科に興味をもっていただき，一緒に楽しく仕事ができることを願っています．

2024 年 9 月

品川（関）久美子

CONTENTS

I 麻酔科ローテ前にまずはここから ... 1

1 麻酔科ローテ前の10箇条 ... 2

2 こんな変化が起こったらすぐに原因・対応を考えよう！ ... 5
- 点滴の滴下不良，速度 ... 5
- 気道内圧の変化 ... 5
- 呼気二酸化炭素分圧（EtCO$_2$）の変化 ... 5
- 血圧・脈拍の変動 ... 5

3 典型的な1日のタイムテーブル ... 6
- 大学病院の1例 ... 6
- 市中病院の1例 ... 6

II 術前に押さえておきたい！ 必須知識 ... 7

1 術前に内服すべき薬剤/中止すべき薬剤 ... 8
- 手術当日に内服すべき薬 ... 8
- 中止してほしい薬 ... 8

2 絶飲絶食時間/術前補水液の考え方 ... 11

3 輸液について ... 12
- 輸液量の考え方 ... 12
- 輸液量の計算 ... 12
- よく使われる輸液製剤 ... 13

4 手術体位/体位変換 ... 14

COLUMN 風邪が治ってからどれくらいで全身麻酔できる？ ... 15

5 ルートキープのコツ ... 16

6 挿管のコツ ... 17

7	動脈ライン（Aライン）のコツ	18
8	区域麻酔	19
	・硬膜外麻酔	19
	・脊髄くも膜下麻酔	20

Ⅲ 手術当日の準備〜麻酔導入〜維持〜覚醒 21

1	手術室の準備	22
	・配管接続	22
	Advanced 呼吸器（よく使うモードや簡単な操作方法）	23
	・薬剤	25
	・アンプルの切り方/バイアルの扱い方	27
	・シリンジポンプの使い方	29
	・気管チューブ	30
	・声門上器具の種類と選択基準	31
	・喉頭鏡，挿管道具の種類と使い分け	32
	・モニター	33
2	朝カンファをどう乗り切るか	34
	・術前評価と発表のポイント	35
3	導入と麻酔維持	40
	・準備	40
	・麻酔薬の投与目安	40
	・薬剤の持続投与	41
4	覚醒/抜管/退室	42
	・抜管基準	42
	・退室基準	42

v

Ⅳ 合併症がある場合の麻酔 … 43

1 内分泌系疾患 … 44
- 糖尿病 … 44
- 肥満 … 47

2 ステロイド内服中患者 … 49

3 心血管系疾患 … 51
- 高血圧 … 51
- 虚血性心疾患 … 52
- 不整脈（心房細動）… 55
- 不整脈（その他）… 55
- 心不全 … 58

4 腎不全/透析患者 … 59

5 呼吸器疾患 … 60
- 喫煙 … 60
- 気管支喘息 … 61
- 慢性閉塞性肺疾患（COPD）… 62
- 間質性肺炎 … 62

6 脳神経系疾患 … 63
- 虚血性脳血管障害 … 63
- 出血性脳血管障害 … 64
- てんかん … 65

7 肝機能障害 … 66

8 甲状腺機能異常 … 67
- 甲状腺機能亢進 … 67
- 甲状腺機能低下 … 68

9 胃食道逆流症 … 69

10 脊髄損傷 … 70
- 急性期 … 70

・慢性期 ⋯⋯⋯⋯⋯⋯ 70

Ⓥ ローテが始まってから読みたい各科の麻酔 ⋯⋯ 71

1 体表の手術（乳腺外科・皮膚科・形成外科） ⋯⋯ 72
・乳房切除術 ⋯⋯⋯⋯⋯⋯ 72
・皮膚腫瘍切除術 ⋯⋯⋯⋯⋯⋯ 73

2 脳外科手術 ⋯⋯⋯⋯⋯⋯ 74
・頭蓋内手術 ⋯⋯⋯⋯⋯⋯ 75
・脳出血手術 ⋯⋯⋯⋯⋯⋯ 76
・脳動脈瘤クリッピング ⋯⋯⋯⋯⋯⋯ 77
・Hardy手術 ⋯⋯⋯⋯⋯⋯ 78
・もやもや病 血管吻合術 ⋯⋯⋯⋯⋯⋯ 79
・頸動脈内膜剥離術（CEA） ⋯⋯⋯⋯⋯⋯ 80
Advanced Awake surgery ⋯⋯⋯⋯⋯⋯ 81

3 頭頸部手術 ⋯⋯⋯⋯⋯⋯ 82
・副鼻腔炎手術 ⋯⋯⋯⋯⋯⋯ 82
・耳の手術 ⋯⋯⋯⋯⋯⋯ 83
・扁桃摘出術 ⋯⋯⋯⋯⋯⋯ 84
・甲状腺手術 ⋯⋯⋯⋯⋯⋯ 85
・ラリンゴマイクロサージェリー ⋯⋯⋯⋯⋯⋯ 86
・遊離皮弁手術（頭頸部） ⋯⋯⋯⋯⋯⋯ 87

4 消化器外科手術 ⋯⋯⋯⋯⋯⋯ 88
・腹腔鏡手術について ⋯⋯⋯⋯⋯⋯ 88
・鼠径ヘルニア ⋯⋯⋯⋯⋯⋯ 89
・幽門側胃切除/胃全摘術 ⋯⋯⋯⋯⋯⋯ 90
・結腸切除術/低位前方切除術 ⋯⋯⋯⋯⋯⋯ 92
・汎発性腹膜炎手術 ⋯⋯⋯⋯⋯⋯ 94
・食道切除術 ⋯⋯⋯⋯⋯⋯ 95
・肝切除術 ⋯⋯⋯⋯⋯⋯ 96
・膵切除術 ⋯⋯⋯⋯⋯⋯ 97

5	整形外科手術	98
	・脊椎手術	98
	・関節手術	99
	・骨折手術	99
	・肩手術	100
6	泌尿器科手術	101
	・経尿道的前立腺切除術 (TUR-P) / 経尿道的膀胱腫瘍切除術 (TUR-bt)	101
	・ロボット支援下前立腺切除術	103
	・腎摘出術	104
	・膀胱全摘術	105
	Advanced 腎移植術	106
	Advanced 褐色細胞腫	108
7	産婦人科手術	109
	・帝王切開術 (予定)	109
	・帝王切開術 (緊急)	110
	・子宮全摘術	112
	・卵巣摘出術	113
	・卵巣茎捻転手術	113
8	眼科手術	114
	・斜視手術	114
	・その他 (白内障/硝子体手術など)	115
9	心臓血管外科手術	116
	・腹部大動脈瘤/胸部大動脈瘤ステント挿入術	116
10	呼吸器外科手術	117
	・気胸	119
	・肺葉切除術	120
	・縦隔腫瘍手術	121
	Advanced 肺全摘術	122

Ⅵ トラブルシューティング 123

1 急激な血圧低下 124
・麻酔薬による心収縮力抑制，血管拡張 124

2 血圧上昇/頻脈 126
・挿管操作 126
・疼痛 126
・気腹 127
・覚醒 127

3 バッキング 128

4 SpO$_2$低下 129

5 モニター異常 130

6 点滴が落ちない 131

7 怖い「人的エラー」 132
・誤薬・誤投与 132
・シリンジポンプの設定ミス 132
・麻酔器の漏れ 132

Ⅶ 【上級編】肝を冷やした症例への対処法 133

1 危機的出血 134

2 アナフィラキシーショック 135

3 difficult airway 138

4 局所麻酔中毒 139

5 悪性高熱症 141

6 肺塞栓 142

索引 ·············· 143

MEMO
- 難しくない！ 簡単なγ計算 ·············· 30
- 麻酔科的 血ガスの見方 ·············· 39
- 導入方法の言い回し ·············· 41
- フルストマックとは ·············· 48
- NSAIDs過敏喘息がある場合に注意 ·············· 50
- バルサルバとは ·············· 79
- pringle法とは ·············· 97
- TUR症候群とは ·············· 101
- ○Fr÷3＝外径mmとなる ·············· 117

動画視聴方法

① 下記URLにアクセスします。
https://www.medicalview.co.jp/movies/13117/

② 表示されたページの本書タイトルそばにある「動画視聴ページへ」ボタンをクリックします。

③ 利用規約に同意していただき，下記のパスワードを半角で入力します。

51054478

QRコードをご活用ください。

④ 本書の動画視聴ページが表示されますので，視聴したい動画のサムネイルをクリックすると動画が再生されます。

[注] お使いのPC・スマートフォン・タブレット端末の種類やブラウザによっては正常に再生・ダウンロードできない場合があります。
動画配信は本書刊行から一定期間経過後に終了いたしますので，あらかじめご了承ください。

＊QRコードは(株)デンソーウェーブの登録商標です。

編著者紹介

著者
品川(関) 久美子 　(しながわ(せき) くみこ)

福井大学医学部附属病院麻酔科蘇生科

2005年東京女子医科大学医学部卒業。
福井大学医学部附属病院研修医，同院麻酔科助教を経て，現在は非常勤医師。日本麻酔科学会麻酔科専門医，指導医。
大学病院での勤務の傍ら，後進の指導にも力を注ぐ。「麻酔の楽しさを知ってもらう」をモットーに，研修医一人ひとりの個性を尊重しながら，きめ細やかな指導を実践。特に，マニュアルと実践の重要性を説き，若手医師の育成に尽力している。
旅行とゴルフで運動不足を少しでも改善したいと思っている。座右の銘は「継続は力なり」。

編集協力
中山 祐次郎 　(なかやま ゆうじろう)

湘南東部総合病院外科
医師・作家

2006年鹿児島大学医学部卒業。
都立駒込病院外科で初期・後期研修後，大腸外科医師として勤務。
福島県高野病院院長，総合南東北病院外科医長を経て現職。消化器外科専門医，内視鏡外科技術認定医（大腸），外科専門医，がん治療認定医，ダヴィンチ手術指導者資格（プロクター）。臨床医を休んで行った京都大学大学院で優秀賞を受賞して公衆衛生学修士を取得。2023年医学博士。
趣味は執筆とダイエット。座右の銘は「いつ死んでも後悔するように生きる」。
小説に「泣くな研修医」シリーズなど。

　本書刊行にあたり，佐藤文乃先生，菅　潮里先生，三島一乃先生にもご協力いただきました。御礼申し上げます。

略語	フルスペル	和文
ACE	angiotensin converting enzyme	アンジオテンシン変換酵素
ACT	activated clotting time	活性化凝固時間
ARB	angiotensin receptor blocker	アンジオテンシン受容体遮断薬
AT II	angiotensin II	アンジオテンシンII
BMS	bare metal stent	ベアメタルステント
CEA	carotid endarterectomy	頸動脈内膜剥離術
CHDF	continuous hemodiafiltration	連続的血液濾過透析
COPD	chronic obstructive pulmonary disease	慢性閉塞性肺疾患
COVID-19	coronavirus disease 2019	新型コロナウイルス感染症
CPAP	continuous positive airway pressure	持続陽圧換気
CSEA	combined spinal-epidural anesthesia	脊髄くも膜下硬膜外併用麻酔
DES	drug eluting stent	薬剤溶出ステント
DVT	deep vein thrombosis	深部静脈血栓
ERAS	enhanced recovery after surgery	術後の回復プログラム
I：E	inspiratory to expiratory ratio	吸気と呼気の時間比
ICD	implantable cardioverter defibrillator	植込み型除細動器
ICG	indocyanine green	インドシアニングリーン
IV-PCA	intravenous patient-controlled analgesia	経静脈的患者自己調節鎮痛
LMA	laryngeal mask airway	声門上器具
MAO	monoamine oxidase	モノアミン酸化酵素
MEN	multiple endocrine neoplasia	多発性内分泌腫瘍症
MEP	motor evoked potential	運動誘発電位
MR	mineralocorticoid receptor	ミネラルコルチコイド受容体
NSAIDs	non-steroidal anti-inflammatory drugs	非ステロイド性抗炎症薬
NYHA	New York Heart Association	ニューヨーク心臓協会
ORT	oral rehydration therapy	経口補水療法
PAWP	pulmonary artery wedge pressure	肺動脈楔入圧
PCI	percutaneous coronary intervention	経皮的冠動脈インターベンション
PCV	pressure controlled ventilation	従圧式調節換気
PCV-VG	pressure controlled ventilation-volume guaranteed	換気量保証・従圧式調節換気
PEEP	positive end-expiratory pressure	呼気終末陽圧
Pinsp	inspiratory pressure	一回呼吸圧
PMX-DHP	polymyxin B-immobilized fiber direct hemoperfusion	ポリミキシンB直接血液浄化療法
PONV	postoperative nausea and vomiting	術後の嘔気・嘔吐
PPV	pulse pressure variation	脈圧変動
PT-INR	prothrombin time-international normalized ratio	プロトロンビン時間-国際標準比
RR	respiratory rate	呼吸回数
SEP	somatosensory evoked potential	体性感覚誘発電位
SIMV	synchronized intermittent mandatory ventilation	同期式間欠的強制換気
SVV	stroke volume variation	一回拍出量変動
TCI	target controlled infusion	目標制御注入
Tinsp	inspiratory time	吸気時間
TUR-bt	transurethral resection of bladder tumor	経尿道的膀胱腫瘍切除術
TUR-P	transurethral resection of the prostate	経尿道的前立腺切除術
TV	tidal volume	一回換気量
VCV	volume controlled ventilation	従量式調節換気

I

麻酔科ローテ前に
まずはここから

　これから自信をもってローテに臨めるよう，
ローテ前の心構えから，気づいたらすぐに対応
を考えるべき変化，やりがちなミスを紹介します。

　麻酔科の1日のタイムテーブルも掲載してい
ますので，仕事の流れをイメージしてみましょう。

　詳しいことは後の章で解説しますね。

1
麻酔科ローテ前の10箇条

1　違和感があったらすぐに確認する

2　些細なことでも報・連・相が大切！

3　シリンジに薬剤を記載（シール貼り）する

4　粉剤は吸い終える

5　アンプルや材料の外袋は捨てない

6　ゴミは分別する

7　昼食，休憩など後回しにしない

8　麻酔計画，準備を確実に

9　シリンジポンプの設定を確認する（➡P.29）

10　薬剤投与時は再度確認する

I 麻酔科ローテ前にまずはここから

1 違和感があったらすぐに確認する

■ 点滴速度の異常や漏れなど，覆い布がかかっていて見づらくても術者，看護師に伝える。なんとなく放置しない。点滴が漏れたり折れ曲がっている場合もある。

■ 自分で確認できない場合は，指導医にすぐに相談する。

2 些細なことでも報・連・相が大切！

■ 報告しすぎるということはないので，積極的に指導医に相談する。

3 シリンジに薬剤を記載（シール貼付）する

■ 麻酔科で使う薬剤の多くは無色透明で，生理食塩水で希釈する場合も多く，シリンジだけでは識別できない。誤薬，誤投薬（➡ P.4）を防ぐためにシールは必須である。必ず薬剤名と容量をシール貼付する（例：ネオシネジン 50 μg/mL）。シールがない場合は記載する。

4 粉剤は吸い終える

■ 粉剤を溶解しているときは，誰に話しかけられようが，途中でほかにやらなくてはいけないことを思い出そうが，最後まで吸い終える。

■ 無色透明の薬剤が多いため，溶解 / 未溶解は見た目では区別がつかない。溶解忘れを防ぐために，一度開始したら完遂することを徹底する。

5 アンプルや材料の外袋は捨てない

■ 麻薬や麻酔薬，筋弛緩薬は取り扱いに細心の注意が必要で，空アンプルも返却しなくてはならない。上記以外の薬剤や材料もコスト確認のため使用記録が必要である。

■ 廃棄しなくてはならない場合は事前に施設のルールを確認する。

6 ゴミは分別する

■ 資源の有効活用のためにも，施設のルールに従って適切に分別する。

■ 血液汚染物や鋭利物の取り扱いに注意し，廃棄場所を確認する。

7 昼食，休憩など後回しにしない

■ 緊急手術の対応などイレギュラーなことが起きることもある。指導医から「昼食に行ってきて」と促された際は，後回しにしない。

8 麻酔計画，準備を確実に

■ 備えあれば憂いなし。麻酔科ローテの基本である。これができていれば，先手を打つことができるので，指導医とよく話し合っておく。

9 シリンジポンプの設定を確認する（→ P.29）
- ミスが起きやすい。単位，溶解した容量などをきちんと入力する。
- 投与前にもう一度確認し，実際に投与する流量と明らかに乖離していないかを確認する。

10 薬剤投与時は再度確認する
- 薬剤を吸ったときだけでなく，薬剤，濃度，投与量，ラベルを投与直前にも再度確認し，誤投与は絶対に避ける。
- 薬剤の間違いは麻酔科ローテで起きやすいが，あってはならない。

あるあるミス！

誤薬・誤投与

日本麻酔科学会の提言にあるように[1]，誤薬・誤投与は頻度が高く，周術期でも麻酔科医のうち89％が経験しているとの報告がある[2]。

同学会の「薬剤インシデント調査 2005〜2007年」[3]では，麻酔中の誤薬・誤投与のインシデント発生率は，少なくとも10万例あたり39.2件であったと報告されている。

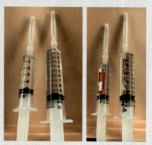

麻酔科で使う薬はだいたい無色透明

高度な障害を残した症例も少なからず存在しており，防止対策には**明確なラベル**，記名が必要（→ P.25）。

溶かし忘れは研修医がよく犯すミスの一つ。シリンジに生食を吸って粉剤を溶かす前にラベリングされてしまい，患者に投薬される事態を避けるため，必ずすべて吸い終えてからラベリングする。

文献
1) 日本麻酔科学会. 周術期の誤薬・誤投与防止対策—薬剤シリンジラベルに関する提言—. https://anesth.or.jp/files/pdf/guideline_0604.pdf（2024年9月5日アクセス）
2) Merry AF, et al. N Z Med J 1995; 108: 185-7. PMID: 7783985
3) 津崎晃一. 臨床麻酔 2009; 33: 1903-09.

2 こんな変化が起こったらすぐに原因・対応を考えよう！

点滴の滴下不良，速度

- 点滴が静脈外にもれていないかを確認する。清潔な布がかかっていても，術者に説明し潜り込んで確認する。
- 血管内に薬剤が入っていない状態だと，手術中に覚醒してしまうリスクがある。

気道内圧の変化

- 気道内圧は，**気管チューブが折れ曲がって**しまっていると上昇する。過換気量の低下も伴う。
- 一方，**コネクターが外れて**いると低下して，換気量も低下する。
- 頭低位などの体位変換では気道内圧は上昇する。
- 頭頸部に無理な力がかかっていないかを確認する。
- その他，喘息発作などが起きていないか，気道内圧が上がる病態でないかを考える。

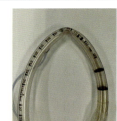
曲がった気管チューブ

呼気二酸化炭素分圧（EtCo$_2$）の変化

- カフ漏れがある場合，換気量が低下し，呼気CO_2波形の山が小さくなる。
- 急激な呼気CO_2低下が起きた場合は，肺塞栓（→ P.142）を考慮する。
- 気腹中は呼気CO_2は上昇し，上がり続ける。明らかに異常値の場合は，皮下気腫が起きていることもある。
- 術者と相談して対応する。

血圧・脈拍の変動（→ P.124～127）

- 痛みや気腹（腹腔鏡手術やロボット手術のために，炭酸ガスで腹腔内を膨らませて術野を確保すること），出血，心血管イベントなどがあると変動する。

3 典型的な1日のタイムテーブル

大学病院の1例

(舌癌に対する舌腫瘍摘出術, 頸部郭清, 気管切開術, 皮弁形成術)

07：20	手術室で**麻酔準備**[麻酔器チェック, 薬剤の準備, 気道確保準備など], **前日手術の術後回診**
07：55	**朝カンファレンス**(➡ P.34)
08：30	患者入室, **点滴確保**, **手術麻酔導入**(➡ P.40), 経鼻挿管, 胃管挿入, PICC挿入, Aライン挿入
09：30	**麻酔管理**, 気管切開に対応
12：00	**昼休憩**, 指導医に術前コンサルト
12：40	**麻酔管理**, 出血500mLの到達, バイタルは頻脈のみ, 血圧低下はみられない
13：00	出血が1,000mLに到達, ボルベンで対応していたが尿量低下, 頻脈, 血圧低下が緩やかに起きている, 血ガス測定し貧血も進行しているため, 指導医と相談しRBC-LR点滴開始
14：00	輸血によりバイタル安定
16：00	**術前回診**のため, 指導医とチェンジ
16：40	術前回診終了し, 麻酔に戻る
17：30	定時までに手術終わらず, 指導医と交代。**研修終了**

市中病院の1例

(腹腔鏡下直腸切除術)

08：00	手術で**麻酔準備**(麻酔器チェック, 薬剤の準備, 気道確保準備), **朝カンファレンス**(➡ P.34)
08：30	患者入室, **点滴確保**, **手術麻酔導入**(➡ P.40), 経鼻挿管, 胃管挿入, 気腹によるバイタル変動, 気道変動に注力
12：00	**昼休憩**
12：40	頭低位による気道内圧上昇があり, 呼気CO_2上昇がみられる。指導医と呼吸器の設定を変える(➡ P.23)
14：00	**手術終了。麻酔覚醒**, 皮下気腫を認めるが, 覚醒良好。$PaCO_2$が正常範囲内になったため, **抜管**(➡ P.42)
15：00	**術前回診, 術後回診**
17：30	**研修終了**

術前に押さえておきたい！必須知識

　ここでは，薬剤管理から，絶飲食基準，輸液の考え方，手術体位などをコンパクトに解説します。実際の手術は全身麻酔だけとは限らないので，併用される区域麻酔の概要も押さえておきましょう。

　Aラインなどの手技のコツも紹介しているので，参考にしてくださいね。

1 術前に内服すべき薬剤/中止すべき薬剤

■ 患者個人，手術内容，血栓リスクなどで異なるので，必ず指導医や疾患の主治医と相談し，内服継続，中止を決定すること。以下に目安を記載する。

■ 施設によって休薬のマニュアルを作っていることが多いため，確認して従う。

手術当日に内服すべき薬

- 降圧薬
  （Ca拮抗薬，β遮断薬，血管拡張性降圧薬，α遮断薬，利尿薬）
- 抗不整脈薬
- 冠血管拡張薬
- 気管支拡張薬
- 抗てんかん薬
- 抗パーキンソン病薬
- 抗甲状腺薬
- 甲状腺ホルモン
- HMG-CoA還元酵素阻害薬（スタチン）
- ステロイド
  ※ステロイドカバー（➡ P.49）が必要なこともある

中止してほしい薬

抗凝固薬：

・ワルファリン（ワーファリン®）	5日前までに中止。PT-INR（正常値1.0）を確認すること。K₂で拮抗可能
・ダビガトランエテキシラート（プラザキサ®）	5日前までに中止
・エドキサバントシル（リクシアナ®）	2日前に中止
・リバーロキサバン（イグザレルト®）	3日前に中止
・アピキサバン（エリキュース®）	3日前に中止
・ヘパリン	目安として手術6時間前までとし，ACTを測定（正常値100～120秒）。症例ごとに相談する。拮抗薬はプロタミン

抗血小板薬：

- ■ 血栓および出血リスクを考慮したうえで，患者ごとに個別の判断を下さなければならない。
- ■ 基礎疾患が何かを把握したうえで，主治医と中止可能かを判断する。
- ■ 継続，休薬のリスク，ベネフィットを患者に説明することも重要である。

7～14日前休薬（血小板の寿命は7～10日間）

- ・アスピリン（バイアスピリン®など）
- ・アスピリン・ダイアルミネート配合剤（バファリン®など）
- ・チクロピジン（パナルジン®）
- ・イコサペント酸エチル（エパデール®）

3日間前に休薬（中止後48時間で血小板凝集能改善）

- ・シロスタゾール（シロスタゾール®，プレタール®）

1～2日休薬

- ・ベラプロストナトリウム（ドルナー®）
  作用持続時間は8時間程度
- ・リマプロスト　アルファデクス（オパルモン®）
- ・サルポグレラート（アンプラーグ®）
  中止後24～36時間で血小板凝集能回復
- ・ジピリダモール（ペルサンチン®）

降圧薬(ACE阻害薬,ARB,ATⅡ受容体拮抗薬):
■ 手術前日までは内服継続,当日は中止する。
■ 昇圧薬に反応しづらくなる。

〈作用機序〉

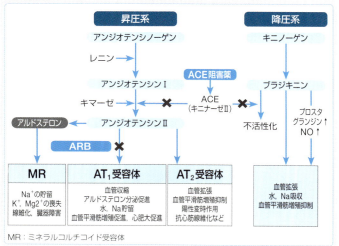

(バイエル薬品株式会社提供の図より作成)

経口糖尿病薬: (→ P.46)
■ 低血糖を防ぐため,経口糖尿病薬は中止する(特にビグアナイド系は乳酸アシドーシスを起こすことがあるため,2日前から中止が必要)。
■ 絶飲絶食時間から糖入り点滴を開始することもある。

向精神病薬:
■ 術中異常低血圧などのリスクがあり,中止が危険なこともあるため個々の症例で必ず相談すること。
■ 三環系抗うつ薬,MAO阻害薬,炭酸リチウム,フェノチアジン誘導体は,麻酔薬増強が起きることがある。炭酸リチウムは筋弛緩薬の作用に影響するため注意が必要である。個々の症例で必ず相談する。
■ ジギタリスは中止する。

2　絶飲絶食時間／術前補水液の考え方

小児，大人の場合	食事は6時間前までに中止，飲水は2時間前まで
乳児の場合	離乳食6時間前，人工乳6時間前，母乳4時間前，クリアウォーター2時間前

※ここでいう飲水可能な飲み物はクリアウォーターを指し，水，スポーツ飲料だけではない。筆者は，濁っていない透明なリンゴジュースなどもOKとしている。一方，濁っているジュースや牛乳は消化に時間がかかるため不可としている。

■ 術前経口補水療法（oral rehydration therapy：ORT）は，医療物質の乏しい地域での脱水性疾患に行われる。発展途上国におけるコレラの蔓延に対し，WHOで推奨する経口補水液が用いられ，大きな成果を上げた。その後，小児領域などで有用性が知られ，広がっている。

■ 入院期間の短縮が推奨されるようになり，術後の回復プログラム（enhanced recovery after surgery：ERAS）が提唱されている。麻酔科分野でも推奨され，2012年に日本麻酔科学会から術前絶飲絶食ガイドラインが出された。術前2時間前まで術前経口補水液，クリアウォーターは可，母乳は4時間前まで，人工乳は6時間前まで可とする。ただし，以下の人たちはその限りではない。

ORT適応	麻酔前投薬を必要とせず経口補水液の摂取を拒否しない患者
ORT禁忌	経口摂取不可能，消化管閉塞，意識障害，妊婦，緊急手術，反回神経麻痺，小児
ORT慎重投与	摂取方法が理解できない，上部消化管手術歴，嚥下障害，誤嚥の既往，逆流性食道炎，糖尿病（中等症以上），慢性腎不全

3 輸液について

輸液量の考え方

- 術前は絶飲絶食時間があるため，その時間や個々の状況を加味して計算のうえ，輸液が必要となる。
- 輸液が少なすぎる場合は，血管内脱水による血圧低下や臓器血流の低下を起こす可能性がある。臓器血流の低下は脳梗塞，心筋梗塞，腎機能低下，肝不全などのリスクとなる。
- 輸液過多の場合は，溢水による心不全，胸水，臓器浮腫による循環不全が起きることがあり，これを防ぐためにも輸液管理は大切である。
- さらに，術式により輸液量は異なり，出血量も重要となる。
- 症例により異なるが，目安として尿量1mL/kg/hを維持できるように輸液する。
- 最近では非侵襲的な心拍出量モニターが使われるようになっている。

SVV (stroke volume variation)	一回拍出量の呼吸性変動を表す。13%より高い場合は血管内脱水を考慮
PPV (pulse pressure variation)	脈圧の呼吸性変動を表す。13%より高い場合は血管内脱水を考慮

※上記2つは低心機能，不整脈，呼吸不全の患者では不正確なこともあり注意が必要である。

輸液量の計算

- よく使われるのが，維持輸液量4-2-1ルールである。

体重10kgまで	4mL/kg/h
11～20kg	2mL/kg/h
21kg以上	1mL/kg/h

- 例えば，60kgの人であれば

$$10kg \times 4mL + (20 - 10)\,kg \times 2mL + (60 - 20)\,kg \times 1mL = 100mL/h$$

が必要な維持輸液となる。

よく使われる輸液製剤

フィジオ®140(1%ブドウ糖加酢酸リンゲル液):
特徴:Mg 2mEq/L, Na 140mEq/L, 1%ブドウ糖
- 循環血液量および組織間液の減少時における細胞外液の補給・補正を行う。
- 代謝性アシドーシスを補正する。
- 長時間糖が投与されないと細胞内で糖不足となり,肝臓,筋肉などからグリコーゲンが生成され,生体内の異化亢進が起きやすくなる。それらを防ぐために,1%ブドウ糖が含有されている。
- Mg 2mEq/Lが含まれるため,低Mg血症による不整脈や気管支攣縮の予防,鎮痛効果,シバリング予防が期待されている。
- Na 140mEq/Lは,生体に近い濃度である。

ビカーボン®,ビカネイト®(重炭酸リンゲル液):
特徴:HCO_3^- 25mEq/L, Mg 1mEq/L, Na 135 mEq/L, Ca 3mEq/L
- 重炭酸リンゲル液であり,生理的なアルカリ製剤である炭酸水素イオンを使用しており,速やかなアシドーシス補正が期待できる。
- フィジオ®140と同様でMg維持効果がある。

ボルベン®,サリンヘス®(人工膠質液):
- 循環血液量の維持目的に使用される(例:出血による循環血液低下や麻酔による相対的循環血液量低下時など)。
- うっ血性心不全,腎不全,透析中,血小板減少症などの出血傾向のある患者,高Na血症,高Cl血症などは禁忌である。ボルベン®は,頭蓋内出血を有する患者も使用禁忌となる。
- 上記理由より,脳外科手術ではどうしても人工膠質液が必要な場合はサリンヘス®を用いることが多い。

4 手術体位/体位変換

■ 体位によって起きやすいトラブルを示す。

■ 神経損傷，皮膚障害，気道トラブル，四肢の脱臼などを起こさないよう体位に気をつけ，チェックを怠らない。

仰臥位	腕神経叢麻痺
	腋窩，橈骨，尺骨，正中神経麻痺
	総腓骨神経麻痺
	後頭神経麻痺
	顔面神経麻痺
腹臥位	顔面圧迫，眼球圧迫，
	尺骨神経，外側大腿皮神経，総腓骨神経，深腓骨神経，浅腓骨神経麻痺
	気管チューブトラブル
	循環不全
側臥位	下側四肢圧迫，腋窩動脈圧迫
	腕神経叢，坐骨神経，総腓骨神経麻痺
	拘束性換気障害
	顔面圧迫，眼球圧迫
	気管チューブトラブル
砕石位	総腓骨神経，伏在神経，脛骨神経麻痺
	後頭神経，顔面神経麻痺
	腕神経叢，腋窩，橈骨，尺骨神経麻痺
	圧迫による皮膚障害
	下肢挙上による血圧変動
頭低位	気管チューブトラブル（位置変動）
	横隔膜挙上
	血圧上昇
	気道浮腫，顔面浮腫
	脳圧上昇，眼圧上昇
座位	空気塞栓
	下肢うっ血
腎体位	拘束性換気障害
	側臥位による

Ⅱ　術前に押さえておきたい！必須知識

COLUMN

風邪が治ってからどれくらいで全身麻酔できる？

- 上気道感染症は，気管挿管に伴う周術期呼吸器合併症のリスクの1つ[1]であり，過敏性は6〜8週間続くとされている。
- 上気道感染患者では，**術後呼吸器合併症のリスクが2〜7倍も高く，気管挿管例に限れば11倍**であったとする報告[2]がある。また，一過性の低酸素血症のリスクが増加し，[3]さらに，症状が消失した後も2週間以内に上気道炎に罹患していた症例では，術中に喉頭・気管支痙攣，息こらえなどの合併症が多かったとする報告[4]がある。
- そのため，現在上気道炎の患者では，**待機可能な手術は延期し，上気道症状の改善後2週間以上経過してから行うことが望ましい**。しかし，手術の緊急性・侵襲の程度などから総合的に判断する必要がある。
- 新型コロナウイルス感染症（COVID-19）に関しては，日本麻酔科学会の提言にあるように，関連症状が継続している場合には手術の至適時期と手術リスクについて慎重に考慮する必要がある。
- 2023年5月8日に新型インフルエンザ等感染症（2類相当）から5類感染症の扱いに変わり，提言の見直しが発表された。待機的手術は，COVID-19感染後2週間以内は行うべきではない。ただ，患者要因や外科手術のリスクが低いと判断された場合，患者からインフォームドコンセントを取得し，意思決定を患者と共有した後に，COVID-19感染後2〜7週間の間に手術を予定することが可能である。
- **手術実施が手術延期のリスクを上回るかどうかを十分考慮して手術時期を決定すべき**である。COVID-19による症状が持続している，もしくは，手術実施が手術延期のリスクを上回る場合，手術は感染7週間以降にさらに延期することを考慮する。
- これらは，**全身麻酔が不可能な期間ということではなく，リスクを考慮して期間を空けることが望ましいという意味**である。緊急性がある場合は総合的に判断し，リスクを患者に説明し同意を得たうえで手術を行うことが必要と考える。
- 今後さらに，新たなデータにより，COVID-19感染後の手術の至適時期は変わる可能性があり，注視していく必要がある。

1) Parnis SJ. et al. Paediatr Anaesth. 2001; 11: 29-40. PMID: 11123728
2) Cohen MM, et al. Anesth Analg 1991; 72: 282-288. PMID: 1994755
3) Desoto H, et al. Anesthesiology 1988; 68: 276-9. PMID: 3341582
4) Tait AR, et al. Can J Anaesth 1987; 34: 300-3. PMID: 3581401

5 ルートキープのコツ

- 点滴留置の成功のコツは血管選びに尽きる。適度な太さ,蛇行していないか,場所は問題ないか(神経損傷に注意)を確認する。
- 血管に留置することが目的なので,**あまり角度をつけすぎない**。血管の状況にもよるが,筆者の場合は皮膚を貫くときは角度を少しつけるが,それ以外はほぼ水平にしている。
- 外筒と内筒の差があるため,逆血が返ってきたところで留置せず,針をもう少し(数mm程度)外筒ごと進めることで留置できる。

神経損傷を起こしやすいハイリスク部位

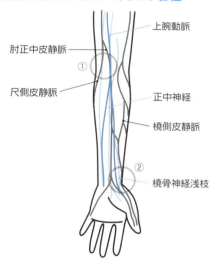

あまり角度をつけすぎない

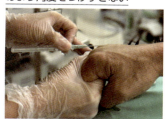

6 挿管のコツ

- 筆者が以前勤務していた病院の麻酔科部長が言っていたことを今でも覚えているが,「挿管がうまくなるコツは挿管をし続けること」である。
- たくさんの症例を経験することが大切である。
- 手術も,点滴も挿管も,いくら机上でイメージしてもうまくなることは難しい。何事もやり続けることが大切である。
- 開口,歯並び,動揺歯がないか,小顎,頸部可動域制限がないかは術前にチェックしておく。
- 以下の手順で進める。

①スニッフィングポジション(下図。枕は高め)
②開口はしっかりする
③喉頭鏡を左から右に挿入し舌を左側に寄せる
④喉頭鏡を挿入するときは出血しないように注意する (出血により視野がかなり悪くなるため,難易度が上がる)
⑤喉頭鏡は頭部側に曲げるのではなく体のほうへ持ち上げるようにする (頭部のほうに曲げると歯牙損傷しやすくなる)
⑥喉頭蓋を見つける
⑦喉頭蓋の下に声帯が見えてくる
⑧気管チューブは声帯に先端が入ったらスタイレットを抜いてもらう(スタイレットは固いため気管を傷つけてしまうことがある),気管チューブには黒い線が書かれている,そこが声帯にくるようにする(深いと片肺,浅いと抜けやすくなる)
⑨気管チューブに人工呼吸器を接続する
⑩バッグを手で揉み,換気できているかを確認する
⑪聴診で呼吸音が聞こえるか(左右差がないか),EtCO$_2$の波形が出ているかを確認する
⑫問題がなければテープで固定する

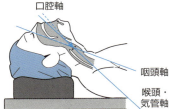

自然位　　　　　　　　　スニッフィングポジション

7 動脈ライン（Aライン）のコツ

- 一般的な手術では，橈骨動脈が第一選択になる。
- 橈骨動脈をしっかり触れて走行，蛇行を確かめる。場合によっては，エコーを利用する。
- 走行を確かめたら，血管に45°の角度をつけながら挿入する。
- 逆血が返ってきたら角度を倒し，外筒と内筒の差の分を進める。その後，外筒を進め留置する。

実際の手順

①穿刺前のポジション。

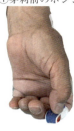
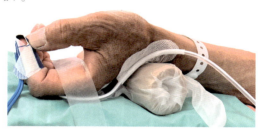

②動脈に触れ，拍動部分に45°程度で挿入する（エコーで同定することもある）。

③逆血が見られたら角度を緩め，穿刺針の内筒と外筒の差があるため数mm進める。

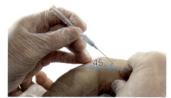
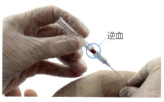

④その後外筒のみ進め，カニュレーションする。

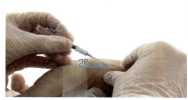
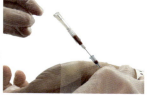

8 区域麻酔

- 全身麻酔に併用される麻酔として，硬膜外麻酔，超音波ガイド下神経ブロック，まれに脊髄くも膜下麻酔などがある。

硬膜外麻酔

- 手術中のみならず，術後鎮痛としても有用である。
- 胸部手術，腹部手術，下肢手術などに適応がある。
- 表面の手術創と臓器に対する鎮痛を図る必要があり，<u>デルマトームや内臓の支配神経</u>が基準となる。

デルマトーム

- 脊髄神経が支配する皮膚感覚領域を模式図化したもの。

(例) 上葉肺切除術ではTh5/6，下葉肺切除術ではTh6/7の支配神経

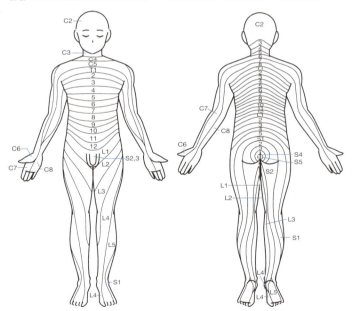

内臓の支配神経

胃，肝臓，胆嚢，膵臓，小腸	Th5～6
虫垂，上行結腸	Th8～11
下行結腸，S状結腸	L1～4，S2～4
腎臓，尿管	Th10～L2
膀胱	Th11～L1，S2～4
前立腺，精巣	Th10～L1，S2～4
子宮，卵巣	Th10～L1，S2～4

穿刺部位

食道切除再建術	T4～6	下行結腸，直腸手術	L2～3
乳房切除術	T3～6	腹式子宮全摘術	T12～L2
胃切除術，肝胆道系手術	T8～10	帝王切開術，膀胱全摘術	T10～L2
腎臓，尿管手術	T10～11	鼠径ヘルニア	L2～3
小腸切除	T10～12	下肢手術	L2～4
大腸切除	T10～L1		

脊髄くも膜下麻酔

- 主な合併症として，髄液漏からの頭痛が挙げられる。対策として，なるべく細い針（25G）で穿刺する。
- 薬液の種類や量は，**手術部位，どこに効かせたいか，体位はどちら向きにできるのか**によって変わるため，指導医と相談する。
- 例えば，右足の手術で，体位を右足が下になるようにできる場合は，高比重マーカインを使用する。しかし，骨折などで骨折部分を下にできない場合は，等比重マーカインを使用する。
- T4より上位に麻酔域が広がった場合は，呼吸抑制，意識障害，循環抑制などが起きる可能性があり，呼吸管理，循環管理ができるようにしておく。

手術における必要な麻酔高（麻酔を効かせる背骨のレベル）

開腹手術（腹膜刺激）	T4
経尿道手術（膀胱，前立腺）	T10
経腟手術（子宮）	
下肢手術（ターニケット使用）	
下肢手術（ターニケット未使用）	T12
経肛門手術（直腸，肛門）	S1

手術当日の準備〜麻酔導入〜維持〜覚醒

　I章で紹介した1日のタイムテーブルに沿って,手術室の準備から,麻酔導入,維持,覚醒までをみていきましょう。ハードルの1つである朝カンファの乗り切り方も解説します。

　薬剤の誤投与(水チバ),シリンジポンプの誤設定,アンプルで手を切ってしまう……などなど,やりがちなミスも紹介。事前に知っておけたら安心ですよね。

1 手術室の準備

配管接続

- 多くの施設では，医療用ガスが建物全体に管を通して供給されている。麻酔器を使うときは，この中央配管システムからガスを取り込むように接続する必要がある。
- 朝一に手術室に来ると，まだ配管接続がされていないことがある。朝一は麻酔科医が配管接続することもある。
- 配管は写真のようにさまざまな場所にあるので，麻酔器，手術ベッドなどの配置から配線を考える。

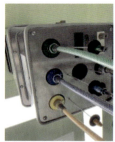 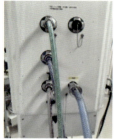 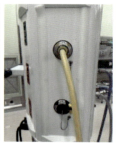

配管はさまざまな場所にある

- さらに，重要なのが，下図のように決められたピンインデックスシステムになっていることである。酸素は緑，空気は黄色，亜酸化窒素（笑気）は青の部分にしか刺さらないようになっており，間違いを防いでいる。

緑	酸素
黄色	空気
青	亜酸化窒素（笑気）

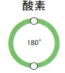

- 慣れれば，すぐにセットできるようになる。

[Advanced] 呼吸器（よく使うモードや簡単な操作方法）

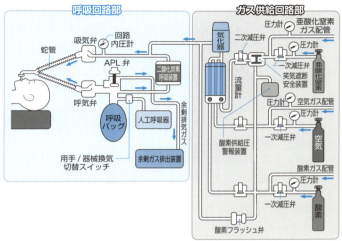

（泉工医科工業ウェブサイト．https://www.mera.co.jp/column/8509/．より転載）

- 全身麻酔中は，安全に手術を行うために人工呼吸器を使用する。一般的な呼吸器設定は把握しておく必要がある。
- 一般的な麻酔器の回路を上に示す。
- 半閉鎖式回路が使用されている。
- 研修で最も必要だと思われるよく使うモードや操作方法を解説する。

従量式調節換気（VCV）
- 一回換気量，呼吸回数，呼吸時間，PEEP（呼気終末陽圧：自発呼吸の呼気の最後に部分的に陽圧を付加すること）などを設定して使用する。
- 拘束性換気障害などで肺のコンプライアンスが低いときには気道内圧が高くなりやすい。
- 設定した換気量を達成するまで，気道内圧は右肩上がりに上昇する。気道内圧上限アラームが設定されているかを確認しておく必要がある。
  例）TV（一回換気量）→450mL，RR（呼吸回数）→12/min，
  　　I：E（吸気と呼気の時間比）→1：2，
  　　PEEP（呼気終末陽圧）→5cmH$_2$O

従圧式調節換気（PCV）

■ いわゆるプレッシャーコントロールである。圧を設定し管理するため，一定の圧で管理したい，圧を上げたくない症例に使用する。

■ 肺のコンプライアンスが低いときは換気量が保てなくなるため，換気量を注意深くみておく必要がある。

　例）Pinsp（一回吸気圧）→12cmH_2O，RR→12/min，I：E→1：2，
　　　PEEP→5cmH_2O

■ 小児，気胸，間質性肺炎の症例では，過度な気道内圧を防ぐため，プレッシャーコントロールがよく使われる。

換気量保証・従圧式調節換気（PCV-VG）

■ 麻酔中よく使われるモードである。PCVでありながら，呼吸器が一回換気量の変化に応じて自動的に吸気圧を調節し，設定した一回換気量を維持する呼吸モードである。

■ 一回換気量，呼吸回数，PEEP，IE比などを設定する。

　例）TV→450mL，RR→12/min，I：E→1：2，PEEP→5cmH_2O

■ ロボット手術，腹腔鏡手術など，必要な吸気圧が変化する手術で有用と考えられる。

同期式間欠的強制換気（SIMV）

■ 自発呼吸の有無を感知して，設定した圧，呼吸回数や換気量まで調整するモードである。全身麻酔中に自発呼吸が出現してもファイティングすることなく動作可能である。

　例）TV→450mL，RR→12/min，Tinsp（吸気時間）→1.0秒，
　　　Psupport（圧力補助）→5，PEEP→5cmH_2O

持続陽圧換気（CPAP）

■ 自発呼吸が出てきたときに使用するモードである。PEEP，肺胞の虚脱を防いでくれる。

■ CPAPはこのPEEPが呼気にも吸気にもかかっている状態である。自発呼吸に持続的な低い陽圧をかけるモードで，ウィニング期（人工呼吸からの離脱に向けた期間）に導入することが多い。全身麻酔時，覚醒前後に抜管に向けて使用することがある。

　例）Psupport→5，PEEP→5cmH_2O

薬剤

まず,全身麻酔の三要素を知る

- 麻酔は鎮静薬で意識をなくすだけでは不十分である。**鎮静,鎮痛,不動がバランスよく保たれている**ことで,循環,呼吸が安定し,外科医にとっても手術がしやすくなる。

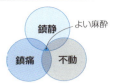

鎮静	手術という心理的ストレスをなくす,意識消失をはかる
鎮痛	痛みストレスをなるべくなくす
不動 (筋弛緩)	筋弛緩により有害な反射を抑制,筋緊張を抑制し手術がよりしやすくなる

- この3つを念頭に薬の準備をするが,患者ごとに必要な薬は違うため麻酔計画をしてから準備を行う。

麻酔予定した薬剤を準備

(例)

鎮静	プロポフォール,チオペンタール,吸入麻酔薬など
鎮痛	レミフェンタニル,フェンタニル,局所麻酔薬
不動	非脱分極性麻酔用筋弛緩薬(ロクロニウム)

シリンジにシールを貼る・名前を書く

- 薬液はほとんどが無色透明であり,シリンジで吸っただけでは,何の薬液なのかわからない。誤薬投与のリスクになるため,薬液をシリンジで吸ったと同時に,①**薬液のボトルにシールがあればすぐに貼る**,②**シールがなければ,マジックで薬液名と溶かした量を記載する**こと。

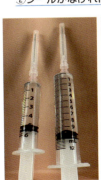 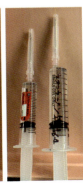

(記載例)
ネオシネジン 50 μg/mL

※シールが剥がれやすく紛失することもあるため,テープなどで補強しておくとよい(ロクロニウムは剥がれやすいときがある)

あるあるミス！

1 水チバ（薬剤の誤投与）

　研修医が朝の麻酔準備でレミフェンタニル（アルチバ®）をシリンジポンプにセット。指導医が投与量を確認後，導入を開始。プロポフォールを持続注入し入眠を確認，ロクロニウムにて十分な筋弛緩を得たものの，挿管操作時に著明な血圧上昇を認めた。異変に気づいた指導医が確認したところ，レミフェンタニルの粉が残っており吸われていなかった。これが，<u>水チバ</u>といわれるものである［レミフェンタニル（商品名アルチバ®）が溶解されておらず，ただの生理食塩水となっていることから］。

　レミフェンタニルなどの粉製剤は生食で溶解することが多く，溶かしても色がつかず，溶けたかどうかは見た目ではわからない。麻酔科領域で使う薬は<u>無色透明</u>のことが多いため，一見見分けがつかなくなる。

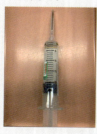 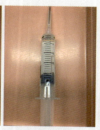

実際のレミフェンタニルに溶解した生理食塩水（左）とただの生理食塩水（右）。どちらも無色透明。

ミスを防ぐためのPoint

- 粉末製剤は溶解して完全に吸い終えるまで，中断しない。
- 薬剤をシリンジに吸ったら必ず何を吸ったかを記載する。

2 麻薬を紛失・破損した！

　<u>麻薬の扱いは細心の注意を払わなくてはいけない。</u>それでも破損が起きたりこぼれてしまった場合は，直ちに指導医に報告し，破損したものを怪我に注意しながら回収する。中身もできる限りシリンジなどで回収しておく。その後は病院の規定の書類，申し出をスムーズに行う。

アンプルの切り方/バイアルの吸い方

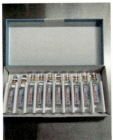
アンプル

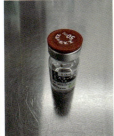
エスラックス(赤)

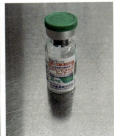
レミフェンタニル(青または緑)

必ずサイズの合った手袋をする
- 手袋は感染防御,さらに,アンプルカットでミスしたときの怪我を防ぐことにもつながる。
- 必ずサイズがあったものを着用する。サイズが合っていないと操作しづらく,こぼしやすい。怪我の元にもなりやすい。

フェンタニルのアンプル
- 蓋に丸い点があり,そこに力を入れることでスムーズに怪我なく折ることができる。バイアルカッターを使用するとよりカットしやすくなる(➡ P.28)。

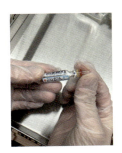
折る様子

バイアルを吸うときのコツ
- バイアルは,液漏れしたり,airを入れたときに圧による噴射が起きて薬液をこぼすリスクがある。
- まず,<u>大量にairを入れすぎない</u>。
- 噴射してこぼれないように,吸うときはシリンジと針の部分をしっかりと接続する。
- シリンジは薬液にあった容量のもの,針は18〜21Gを使用して吸うことが多い。
- 接続に気をつけながら,ゆっくりバイアルからシリンジに吸っていく。

あるあるミス！

アンプルで手を切ってしまう

　フェンタニルなど一部の薬剤は，今もアンプルのため手で切る仕様となっている。研修医はまだ慣れていないため，アンプルカット時に手を切ってしまうことがある。かくいう筆者も研修医のころ，よく手を切っていた。

　まず，必ずサイズの合った手袋をする。感染防御，さらに，アンプルカットでのミスが起こったときに怪我を防ぐことにもつながる。サイズは，合っていないと操作性が悪くなりこぼしやすい。怪我の元にもなりやすい（→ P.27）。

　フェンタニルの場合は，蓋にある丸い点に力を入れることで，怪我をすることなくスムーズに折ることが可能である。また，バイアルカッターを使用するとよりカットしやすくなる。

ミスを防ぐためのPoint

- 必ずサイズの合った手袋をする。
- バイアルカッターを使用する。
- 感染予防にも怪我をしないことは大切である。

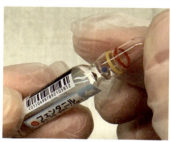
フェンタニルのアンプル

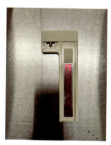
バイアルカッター

Ⅲ 手術当日の準備〜麻酔導入〜維持〜覚醒

シリンジポンプの使い方

■ 単位切り替え部分を押し,どの単位で投与するかを決め,体重,溶解量を入力する。

一般的に使用される設定

レミフェンタニル	μg/kg/min
プロポフォール	mg/kg/h:TCIの場合μg/mL
ロクロニウム	μg/kg/min

TCI:Target Controlled Infusion(→P.41)

設定の様子

あるあるミス!

シリンジポンプの設定を誤ってしまう

　薬剤をシリンジポンプで投与する際,体重,薬剤量,溶解量を設定するが,体重50kg,薬剤2mg,溶解量20mLで溶解したにもかかわらず,誤って薬剤20mg,溶解量2mLと設定。指導医が,普段の投与量とかけ離れた流量であると気づき事なきを得たが,間違えて投与される可能性がある。設定後は投与前にもう一度確認する。

ミスを防ぐためのPoint

■ 設定ミスは起こりやすい。投与量を確認し,かけ離れた値でないことを普段から確認する。

MEMO　難しくない！　簡単なγ計算

$1γ = 1 [μg/kg/min]$
まず体重をかける。
　　　$= 1 × 体重 [μg/min]$
$μg = 1/1,000mg$ だから
　　　$= 1 × 体重 × 1/1,000 [mg/min]$
シリンジポンプは一般的に1時間あたりの流量で設定するので60分をかける
　　　$= 1 × 体重 × 1/1,000 × 60 [mg/h]$
　　　$= 0.06 × 体重 [mg/h]$

これで計算できる。
例えば，体重50kg，薬液2mg/20mLの場合は
　$1γ = 0.06 × 50kg = 3mg/h$
　$1γ = 3mg/h = 30mL/h$
となる。
何度か計算するうちに自然と頭のなかで計算できるようになるので挑戦してみてほしい。

気管チューブ

■ 体格によってサイズが変わるため，胸部X線，CTなどで気管の太さ，走行を確認し指導医と相談して決定する。

種類	標準チューブ	スパイラルチューブ	ダブルルーメンチューブ
製品例	パーカー カフあり	パーカー カフあり	ブロンコ・キャス™
内径	成人男性8.0mm前後 成人女性7.0mm前後	成人男性8.0mm前後 成人女性7.0mm前後	成人男性35〜37Fr前後 成人女性32〜35Fr
外観	（日本メディカルネクスト社より提供）	（日本メディカルネクスト社より提供）	（コヴィディエンジャパン社より提供）

声門上器具の種類と選択基準

種類・サイズ

ラリンジアルマスク(クラシック,プロシールなど)	サイズ	対象患者体重(目安)	カフ注入空気量(最大)
	1	5kg未満	＜4mL
	1.5	5〜10kg	＜7mL
	2	10〜20kg	＜10mL
	2.5	20〜30kg	＜14mL
	3	30〜50kg	＜20mL
	4	50〜70kg	＜30mL
(Intersurgical Ltd.より提供)	5	70kg以上	＜40mL

i-gel	サイズ	対象患者体重(目安)	カラーコード
	1	2〜5kg	ピンク
	1.5	5〜12kg	青
	2	10〜25kg	グレー
	2.5	25〜35kg	白
	3	30〜60kg	黄
	4	50〜90kg	緑
(Intersurgical Ltd.より提供)	5	90kg以上	橙

air-Q®3	サイズ	対象患者体重(目安)	カフ注入空気量(最大)
	1	4〜7kg	4.5mm
	1.5	7〜17kg	5.0mm
	2	17〜30kg	5.5mm
	3	30〜60kg	7.0mm
	4	60〜80kg	8.0mm
(インターメドジャパン社より提供)	5	＞80kg	9.0mm

どういうときに選択するか

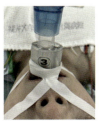

挿管困難時

喘息患者(場合によるが挿管の刺激で喘息発作が出ることを防ぎたいときなど)

下肢手術

体位変換のない手術

自発呼吸を出したいとき

- 気管内に挿入されていないため,ずれたり声門が閉じた際に呼吸ができなくなるリスクがあることを考慮する。

喉頭鏡，挿管道具の種類と使い分け

- 一般的に成人の場合，マッキントッシュ型の喉頭鏡が第一選択となることが多い。施設によっては，ビデオ喉頭鏡の場合もある。施設によって異なるため，指導医と相談する。
- ビデオ喉頭鏡はさまざまな種類がある。喉頭鏡で挿管が難しい場合，解剖を全員で確認して挿管したい場合などは，ビデオ喉頭鏡を使用することがある。用途で使い分ける。

喉頭鏡
- 一般的には成人はブレード3番を使う。体格が大きい場合はブレード4番を使うことがある。

マッキントッシュ型	ミラー型	マッコイ

ビデオ喉頭鏡
- McGRATH™では一般的には成人は3番を使う。体格が大きい場合は4番を使うことがある。
- エアウェイスコープ®は患者に合ったイントロテックを選択して使用する。
- エアトラック®は使用回数が限られているが，その他のデバイスよりも安価であるうえ，持ち運びしやすい。

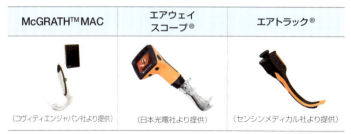

McGRATH™ MAC	エアウェイスコープ®	エアトラック®
(コヴィディエンジャパン社より提供)	(日本光電社より提供)	(センシンメディカル社より提供)

モニター

BIS（Bispectral Index）モニター

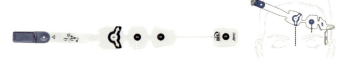

（コヴィディエンジャパン社より提供）

- 全静脈麻酔が多くなっている昨今，全身麻酔時にはなくてはならないモニターの一つである。
- 使う際はアルゴリズム，添付文書を確認する。
- **鎮静の指標**であり，BIS値を0〜100で算出する。
- **測定値ではなく推定値**であるため，ばらつきが大きい。
- **術中は40〜60を指標**として維持するが，あくまでも推定値であることを忘れてはいけない。
- 筋電図，電気メスなどノイズにより正しい値が出ないこともあるので注意する。

筋弛緩モニター（通称TOFモニター）

- TOF比（train of four）を測定し，筋弛緩薬が効いているかどうかをみるモニターとして使用される。

（日本光電社より提供）

- 4回の電気刺激に対する筋収縮反応を測定し，刺激に対して反応をカウント，さらに4回目の反応（T4）を1回目の反応（T1）で割った値がTOF比である。
- 日本麻酔科学会は**筋弛緩薬，拮抗薬を使用する全例**で筋弛緩モニターを使用することを推奨している。
- 筋弛緩薬を使用する場合は，必ず使用する。

脳神経機能モニター

- **体性感覚誘発電位（SEP）**は，四肢の末梢感覚神経を刺激して頭皮から信号を記録する方法である。
- **運動誘発電位（MEP）**は，大脳運動野（頭皮）を刺激して四肢の骨格筋の信号を測る。そのため，**MEPでは筋弛緩薬も手術中は使用しない**。
- 手術中にこれらのモニターを用いるときは，揮発性麻酔薬で抑制されるため，抑制の少ないプロポフォール，レミフェンタニル，フェンタニルなどの**全静脈麻酔が推奨**される。

2 朝カンファをどう乗り切るか

- 麻酔科研修医の1日のなかで，最大の難関がこのカンファレンス（朝カンファ）だという声が多い。

- 手術開始までの限られた時間で行われることが多いため，**わかりやすく，ポイントを掴み，さらに端的に**発表しなくてはいけない。

- カンファレンスは麻酔科内で症例の問題点などを周知するためにある。指導医が何を知りたいかを知ることが大切である。

- 指導医は**研修医に知っておいてほしいことを質問**している。ここでは，その一般的なポイントを記載する。

- 異常があるものは再検査が必要な場合があり，前もって指導医にコンサルトしておく。

- その他，疾患，手術によって特有の検査や気をつける部分があるが，詳細は各論に記載する。

Ⅲ 手術当日の準備～麻酔導入～維持～覚醒

術前評価と発表のポイント

①**年齢**：年齢によって麻酔の感受性は変わる

②**身長，体重，BMI**：体重で麻酔量は変わる。また，BMI35以上は重症加算となり，麻酔困難者となる。過度なやせ，肥満ともにリスクとなる

③**血液型**：出血などで輸血が必要なことがある

④**病名（位置，大きさなど），術式**：
手術部位，手術範囲（大きさ），気道確保・循環に問題がないか

⑤**体位**：呼吸状態，循環動態が変化する。チューブ選択，チューブトラブルの回避，神経損傷に注意する

⑥**手術時間**：長くなれば麻酔時間も長くなる。リスク因子の一つ

⑦**予想出血量**：輸血が必要な可能性を考え，準備血も考慮する

⑧**現病歴**：わかりやすく手短に

⑨**既往歴，手術歴，全身麻酔歴**：
いつからか，麻酔歴で有害事象がなかったか

⑩**嗜好歴**：アルコール，喫煙歴（術前に中止できているか，期間）

⑪**アレルギー歴**：
何のアレルギーか，アレルギーが起きたときの症状，改善方法など

⑫**内服薬**：中止すべき薬剤，内服すべき薬剤（➡P.8）を参考に考慮する。疾患によっては主治医に中止可能かを確認のうえ，総合的に判断する

⑬**身体所見**
・普段の血圧，脈拍，SpO_2
・開口，Mallampati（マランパチ）分類（➡P.38），動揺歯がないか，歯並びはどうか
・頸部可動域制限がないか
・Hugh-Jones（➡P.38），NYHA（New York Heart Association）分類（➡P.38），METs評価（➡P.39）
・感冒症状はないか

⑭**採血**

⑮**尿検査**

⑯**心電図（心エコー）**

⑰**呼吸機能検査**

⑱**胸部X線**

⑲**その他**：特有の検査が必要な場合は前もって検査しておいてもらう

⑳**プロブレムリスト**

㉑**ASA-PS評価，重症加算の有無**

㉒**麻酔計画**

35

●悪い発表の例

①**年齢**：76歳男性

②**身長，体重，BMI**：170cm，80kg，BMI 27.6

③**血液型**：A型

④**病名，術式**：喉頭癌→喉頭全摘術

⑤**体位**：仰臥位

⑥**手術時間**：5時間

⑦**予想出血量**：輸血準備なし

⑧**現病歴**：
2024年6月初めより嗄声出現，近医受診，喉頭癌の診断で当院紹介受診

⑨**既往歴，手術歴，全身麻酔歴**：
糖尿病，高血圧。胆嚢摘出術。全身麻酔で手術した

⑩**嗜好歴**：20歳からたばこ20本・日，アルコールはビール4本・日

⑪**アレルギー歴**：もも

⑫**内服薬**：ニカルジピン，メトホルミン

⑬**身体所見**：
BP146/92，HR 64，SpO$_2$ 97
開口十分　マランパチ2度
頸部可動域制限なし
動揺歯あり
Hugh-Jones2度　NYHA1度

⑭**採血**：WBC 7600，RBC 3.02，Hb 9.5，Hct 31.3，BUN 18，
Cr 0.82，血糖110，HbA1c 6.8

⑮**尿検査**：n.p

⑯**心電図**：HR 68，sinus，PVC1発
心エコー：LVDd/Ds52.5/36.5mm，EF 57.4%，LV wall motion：問題
なし，弁膜症なし

⑰**呼吸機能検査**：VC 3.5L，%VC 83.8%，1秒量 3.2L，1秒率 68.7%

⑱**胸部X線**：CTR 50%

⑳**プロブレムリスト**：#肥満　#頭頸部手術　#喫煙歴　#糖尿病　#高血圧
#1秒率低下　#貧血

㉑**ASA-PS評価**：ASA-PS2，TIVA（AOPRF）V2A stadard8.0

Ⅲ 手術当日の準備〜麻酔導入〜維持〜覚醒

●よい発表の例

① **年齢**：76歳男性

② **身長，体重，BMI**：170cm，80kg，BMI 27.6

③ **血液型**：A型

④ **病名，術式**：喉頭癌（2cm大）→喉頭全摘術

👍 大きさ，場所を記載

👍 出血が予想される場合は麻酔科から外科医とともに輸血が必要かを確認

⑤ **体位**：仰臥位

⑥ **手術時間**：5時間

⑦ **予想出血量**：貧血を認めるため，RBCLR 4単位の準備をお願いした

⑧ **現病歴**：2024年6月初めより嗄声出現，近医受診，喉頭癌の診断で当院紹介受診。患者患部のCTをカルテに添付（喉頭癌は気道確保に影響するためCTやファイバー所見を共有する）

👍 わかりやすい画像を貼付

⑨ **既往歴，手術歴，全身麻酔歴**：

60歳：糖尿病（血糖コントロール良好） 👍 既往歴はいつから起きたかが重要

68歳：高血圧

72歳：腹腔鏡下胆嚢摘出術，AOPRF，standard8.0 挿管困難なし

👍 麻酔データがある場合は，その情報を合わせて掲載する

⑩ **嗜好歴**：

たばこ20本/日×56年間（1ヶ月前より禁煙），👍 いつから禁煙したかを記載

アルコール：ビール4本・日（週5日）

⑪ **アレルギー歴**：もも

⑫ **内服薬**：ニカルジピン，メトホルミン

👍 普段のバイタル・血糖管理がどうかを記載

⑬ **身体所見**：

BP 146/92，HR 64，SpO$_2$ 97

開口十分　マランパチ2度

病棟での空腹時血糖：朝124―昼140―夜162

頸部可動域制限なし

👍 喉頭癌があるため，嚥下に問題ないか，呼吸状態に問題ないかを確認

嗄声あり，食事は問題なく食べられる，仰臥位で眠れる

動揺歯　右上顎2番動揺歯あり 👍 動揺歯の場合を記載

Hugh-Jones2度　　NYHA1度

⑭ **採血**：

WBC 7600，RBC 3.02，Hb 9.5，Hct 31.3，BUN 18，

Cr 0.82，血糖110，HbA1c 6.8

⑮ **尿検査**：n.p

⑯ **心電図**：HR 68，sinus，PVC1発

心エコー：LVDd/Ds52.5/36.5mm，EF 57.4%，LV wall motion：問題なし，弁膜症なし

⑰ **呼吸機能検査**：VC 3.5L，%VC 83.8%，1秒量 3.2L，1秒率 68.7%

⑱ **胸部X線**：CTR 50%

👍 プロブレムリストはすべて書き出す

⑳ **プロブレムリスト**：

＃肥満　＃頭頸部手術　＃喫煙歴　＃糖尿病　＃高血圧　＃1秒率低下

＃貧血　＃ももアレルギー　＃動揺歯　＃アルコール多飲

㉑ **ASA-PS評価**：

ASA-PS2　重症加算なし，TIVA（AOPRF）V2A stadard8.0

マックグラス使用 👍 挿管困難予想のとき，何で挿管するかを記載

Mallampati(マランパチ)分類

I	軟口蓋，口峡，口蓋垂，口蓋弓がすべて見える
II	口蓋弓が見えない，口蓋垂先端が隠れる
III	軟口蓋，口蓋垂基部のみ見える
IV	硬口蓋しか見えない

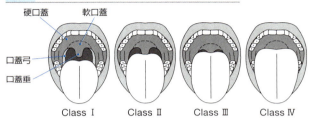

(Mallampati SR, et al. Can AnaesthSoc J1985; 32: 429-434. SamsoonGI, et al. Anaesthesia 1987; 42: 487-490. より引用改変)

Hugh-Jones分類

■ 呼吸器疾患患者の運動機能と呼吸困難からみた重症度(I～V段階)評価基準のことである。

I度	同年齢の健常者とほとんど同様の労作ができ，歩行，階段昇降も健常者並みにできる
II度	同年齢の健常者とほとんど同様の労作ができるが，坂，階段の昇降は健常者並みにはできない
III度	平地でさえ健常者並みには歩けないが，自分のペースでなら1マイル(1.6km)以上歩ける
IV度	休みながらでなければ50ヤード(約46m)も歩けない
V度	会話，衣服の着脱にも息切れを自覚する。息切れのため外出できない

(Fletcher, CM. Proc Royal Soc Med 1952; 45:577-584. より引用改変)

NYHA分類

■ ニューヨーク心臓協会(New York Heart Association：NYHA)が作成した，身体活動による自覚症状がどの程度かを基準に重症度を分類したものである。

I度	日常の身体活動では著しい疲労，呼吸困難，または動悸をきたさない
II度	日常の身体活動で疲労，呼吸困難，動悸，または狭心痛をきたす
III度	安静時は無症状で，日常活動より弱い身体活動で疲労，呼吸困難，動悸，または狭心痛をきたす
IV度	安静時にも症状がみられ，どのような身体活動でも不快感が増強する

(Heidenreich PA, et al. Circulation 2022; 145: e895-e1032. より引用改変)

III 手術当日の準備～麻酔導入～維持～覚醒

METs

■ 身体活動の強さと量を表す単位のことである。

■ 安静時を1としたときと比較して，何倍のエネルギーを消費するかで活動の強度を示す。

■ **全身麻酔をするには4METs以上**であることが一つの目安になる。

3METs	歩く・軽い筋トレをする・掃除機をかける・洗車する・子どもと遊ぶ
4METs	やや速歩・ゴルフ（ラウンド）・通勤で自転車に乗る・階段をゆっくり上る
5METs	かなり速歩（平地，速く＝107m/分），野球，ソフトボール，サーフィン，バレエ（モダン，ジャズ）
6METs	ゆっくりとしたジョギング
7METs	エアロビクス
8METs	ランニング・クロールで泳ぐ・重い荷物を運搬する

（厚生労働省，運動のメッツ表より引用改変）

MEMO **麻酔科的 血ガスの見方**

血ガスは1冊の本ができてしまうくらい語れてしまうので，ここではサクッと麻酔科医が血ガスの何を見ているかを紹介する。

見るべき項目		正常値（目安）
酸素化（PF比）	pO_2	83.0～108mmHg（airの場合） PF比は健常者は400以上 軽度ARDS　300以下 中等度ARDS　200以下 重度ARDS　100以下
CO_2が溜まっていないか	pCO_2	32.0～48.0mmHg
アシドーシス，アルカローシスはないか	PH HCO_3^-	7.35～7.45 20～26mmol/L
BE（酸を中和するHCO_3^-の過不足）はどうか	BE	－2.5～2.5mmol/L
貧血はないか	Hb Hct	12～17.5g/dL（性差あり） 35～50%（性差あり）
電解質異常はないか	Na^+ K^+ Ca^{2+} Cl^-	136～146mmol/L 3.5～5.0mmol/L 1.15～1.29mmol/L 98～106mmol/L
Lac上昇はしていないか（循環不全はないか）	Lac	4～15mg/dL
血糖	Glu	70～105mg/dL

3 導入と麻酔維持

準備

- 心電図，パルスオキシメーター，血圧計
- マスク，人工鼻，麻酔器用バッグ
- 気管チューブ，スタイレット
- 喉頭鏡（ビデオ喉頭鏡を使用するときは理由を指導医に相談しておく），固定テープ
- 目パッチ（角膜保護のため，しっかり閉眼して貼ること）
- 聴診器（挿管後に必ず呼吸音の確認を行う。左右差はないか，聞こえにくい場所はないか，カフ漏れはないかなど）
- カフ圧モニター（カフ圧をチェックし，カフ漏れを防ぐだけでなく過剰な圧を防ぐ）
- BISモニター接続（➡P.33）
- 筋弛緩モニター接続（➡P.33）
- 枕をある程度高くしてスニッフィングポジション（➡P.17）にする（挿管しやすいポジション）
- マスクバンド

麻酔薬の投与目安

麻薬	レミフェンタニル目安0.1〜0.5γやフェンタニル1〜2μg/kgを静脈麻酔より先行して投与。プロポフォールの血管痛予防にも
静脈麻酔薬	プロポフォール1〜2mg/kg，ラボナール，ミダゾラムなどにて就眠確認，BISモニター（目安：40〜60）を確認する →マスク換気可能か確認
非脱分極性筋弛緩薬	ロクロニウム0.6〜0.9mg/kgを投与，筋弛緩を得る →筋弛緩モニターで，0になれば十分な筋弛緩が得られるため，挿管などによる気道確保

Ⅲ 手術当日の準備～麻酔導入～維持～覚醒

薬剤の持続投与

■ プロポフォールは4～10mg/kg/h（TCI※ 2～4μL）を持続投与する。量はあくまでも目安のため，個々で相談して決める。

■ プロポフォールはBISモニター，ロクロニウムは筋弛緩モニターを見ながら調整する。

■ BIS値は目安として40～60に保つ。

■ レミフェンタニルは手術の侵襲度によって変わるため，目安は0.05～0.5γを投与する。目安以外の流量にする場合や変更する場合は，指導医と相談のうえで行う。

■ フェンタニルは効果部位の濃度を確認しながら，手術の侵襲度に応じて投与していく。1回投与の場合は，1～2μg/kgが目安。

■ ただし，これらの投与量はあくまで目安のため，詳しい使用方法は添付文書を確認すること。

※TCI：目標濃度調節注入のことをいう。目標濃度が維持されるために必要な持続静注量を，薬物動態パラメータをもとにコンピュータ制御するシステムである。

MEMO 導入方法の言い回し

複雑で，麻酔科医でも混乱する場合があるので注意。

急速導入	Rapid	麻薬，静脈麻酔投与後，筋弛緩薬を投与し，マスク換気をしながら，導入する方法。一般的
迅速導入	Rapid Sequence Induction(RSI)/ Crush	静脈麻酔で意識消失後にすぐに筋弛緩薬を投与，マスク換気は極力行わずに挿管する方法。筋弛緩薬の量を計算しておくこと。適応は，フルストマック（➡P.48）の患者
緩徐導入	Slow	吸入麻酔薬で意識消失を図るため，呼吸と濃度によってスピードが変わる。静脈麻酔より一般的には時間がかかる。小児，ルートが取れない，点滴恐怖症などの患者に適応となる。フルストマック患者では嘔吐の危険性があるため避けるべき

4 覚醒/抜管/退室

抜管基準

呼吸	自発呼吸が安定している
気道反射	気管内吸引に対して咳反射が起こる
意識	呼びかけに応じて開眼，離握手，開口，舌出しが可能
筋弛緩の回復	TOF比（➡P.33）が90％以上
循環	循環不全がなく安定している

退室基準

呼吸	・空気にてSpO$_2$95以上（2点），酸素投与によりSpO$_2$93以上（1点） ・深呼吸が可能（2点），呼吸困難または浅呼吸（1点），無呼吸（0点）
循環	現在の血圧が入室時の±20mmHg以内（2点），±20〜50mmHg以内（1点）
意識	全覚醒：舌出し，握手，会話が可能（2点），呼びかけで目を覚ます（1点）
活動性	自発的または指示により四肢を動かせる（2点），二肢を動かせる（1点）

■ 上記の点数が合計9点以上であれば退室できる。

■ ただし，一概に上記を満たせば抜管，退室の可否が決まるというわけではない。**強い痛みはないか，嘔気嘔吐はないか，シバリングはないか，低体温はないか**などを含めて総合的に考える必要がある。

合併症がある場合の麻酔

　患者さんの既往歴や合併症は，麻酔管理に大きな影響を与えます。

　ここでは，よくある合併症ごとに術前評価に役立つ疾患の解説と麻酔上の注意点をまとめました。各疾患の特徴と，それに応じた麻酔管理のポイントを押さえておくと，いざというときに慌てずに済みますよ。

1 内分泌系疾患

Point

糖尿病患者は高血糖だけでなく低血糖にも注意！

糖尿病

■ 糖尿病はインスリンの作用不足による慢性の高血糖状態を主徴とする代謝疾患群である。

■ 長期的になれば特徴的な慢性合併症（網膜症，腎症，神経障害）を発症するリスクが高い。

■ 全身の動脈硬化症も促進され，心筋梗塞，脳梗塞，下肢の閉塞性動脈硬化症の原因となる。また，細菌感染に対する抵抗力の低下をもたらす。

■ 膵臓癌や肝臓癌などの悪性腫瘍の合併[1]，歯周疾患，骨折[2]や認知機能障害[3-5]リスクの増大など，多面的な併発しやすい疾患の存在も指摘されている。

■ 患者は年々増加傾向で，普段の血糖コントロールが大切となる。症状が出るまで放置されやすいため，診断・治療をしっかり行う必要がある。

糖尿病患者の合併症

・糖尿病性腎症

・糖尿病性神経症

・糖尿病性網膜症

・糖尿病性動脈硬化：冠動脈疾患（無痛性），閉塞性動脈硬化症，脳血管障害

・感染のリスク

・創傷治癒の遅延

・高浸透圧利尿による脱水，循環血液量減少

糖尿病診断のフローチャート

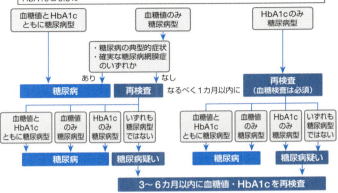

（日本糖尿病学会．糖尿病治療ガイド2022-2023．p26，文光堂，2022より転載）

術前評価の注意点

- 合併症の有無を確認する．
- 空腹時血糖＞200mg/dL，随時血糖値，HbA1c＞8.0%，グルコアルブミン値を確認する．
- 場合によっては1日尿糖＞10gを確認するが，これは内服薬によって尿糖が増えるなど変わるため注意する．尿ケトンが（－）を確認する．
- 患者が使用している治療薬を確認する．
- **HbA1cが8.0%以上の場合は，緊急を要する手術でない限り，血糖コントロールを改善したうえで手術することが望ましい．血糖コントロールが不十分で，かつ内分泌内科での受診がない場合は，対診を実施して血糖コントロール改善を主治医に進言する**（HbA1cは過去1～2カ月の加重平均の血糖値，グリコアルブミンは過去2～4週の加重平均の血糖値を反映）．
- 低血糖やケトアシドーシスの発症歴も評価しておく．

術前に中止する薬剤

■ 糖尿病薬を使用している場合は，術前に中止が必要である。

■ 中止する目安を記載する。ただし，患者個別で判断するため，必ず指導医，内分泌内科医師に確認すること。

当日中止する薬剤	2日前から休薬	3日前から休薬
インスリン分泌促進薬	BG類	SGLT-2阻害薬
SU剤	BG＋TZD	DPP-4＋SGLT-2
α-GI阻害薬	BG＋DPP-4	
TZD誘導体		
DPP-4阻害薬		
GLP-1		
SU＋TZD		
DPP-4＋TZD		
α-GI＋インスリン分泌促進薬		

SU：sulfonylurea（スルホニル尿素）
α-GI：alpha-glucosidase（アルファ-グルコシダーゼ阻害薬）
TZD：thiazolidinedione（チアゾリジン）
DPP-4：dipeptidyl peptidase-4（ジペプチジルペプチダーゼ-4阻害薬）
GLP-1：glucagon-like peptide-1（グルカゴン様ペプチド-1）
BG：biguanide（ビグアナイド）
SGLT-2：sodium-glucose cotransporter-2（ナトリウム・グルコース共輸送体2）

手術当日の注意点

■ 絶飲絶食時間があるため，低血糖にならないよう**インスリンを中止，または減量**する。主治医，内分泌内科医師と相談すること。

■ 可能ならばORT（→ P.11）を行うが，難しければ絶飲絶食による低血糖を予防するため，**糖入り細胞外液点滴を絶飲絶食時間から投与する**。

■ 高血糖の場合は，インスリン治療も考慮する（指導医と相談）。

麻酔導入・術中管理の注意点

■ 血糖値の強化インスリン療法の有用性などが議論されている。

■ 筆者は，1時間ごとに血糖を測定し，200mg/dL以上にならないように管理している。輸液は，低血糖予防のため，糖入り点滴を投与する。

インスリン投与量の目安

皮下注（単回投与）

血糖値（mg/dL）	インスリン投与量（u）
200	0
201〜250	2
251〜300	4
301〜350	6
351〜400	8
401〜450	10または持続投与

（Jacober SJ, et al. Arch Intern Med 1999; 159; 2405-11. PMID: 10665888 より作成）

持続静注

■ グルコース2mg/kg/minに対し，インスリン0.5〜1.25単位/hで開始する。

肥満

Point

肥満患者はSpO_2低下，フルストマックに注意！

■ 肥満とは，脂肪組織に脂肪が過剰に蓄積した状態をいう。原因を認める症候性肥満と明らかな原因のない単純性肥満に分類される。

■ 肥満がある場合，マスク換気困難，挿管困難に陥りやすい。また，機能的残気量が低下していた状態であり，さらに，全身麻酔中の陽圧換気により，脂肪で肺が圧迫され無気肺が起きやすくなる。そのため，低酸素血症に陥りやすく，素早く的確な気道確保が必要となる。

肥満度分類

BMI（kg/m²）	判定		WHO基準
BMI＜18.5	低体重		underweight
18.5≦BMI＜25	普通体重		normal weight
25≦BMI＜30	肥満（1度）		pre-obese
30≦BMI＜35	肥満（2度）		obese class Ⅰ
35≦BMI＜40	高度肥満	肥満（3度）	obese class Ⅱ
40≦BMI		肥満（4度）	obese class Ⅲ

（日本肥満学会．肥満症診療ガイドライン2022．ライフサイエンス出版．p.2, 2022より引用）

術前の評価の注意点

- BMI，睡眠時無呼吸症候群の可能性（いびきの有無，仰臥位で睡眠できているか）を確認する。
- 開口障害の有無，巨舌の有無，マスクがフィットするかを確認する。
- 糖尿病，高血圧，肝機能障害，腎機能障害，さまざまな血管障害，深部静脈血栓など合併症の有無を確認する。
- 逆流性食道炎はないかを確認する（**胃酸分泌が増加**していることがある，フルストマック状態が遷延しやすい）。

麻酔導入・術中管理の注意点

- ベッドの角度を頭高位にする。肥満患者用の枕なども準備しておくとよい。
- 低酸素血症に陥りやすいため，導入前の十分な酸素投与，迅速かつ的確なマスク換気，気管挿管を行う必要がある。マスク換気に備え，経口エアウェイを準備しておく。挿管困難が予想される場合は，ビデオ喉頭鏡を使用して挿管する。
- 人工呼吸管理では，肥満により気道内圧が上昇しやすい。**無気肺のリスクがある**ため，低酸素血症に注意する。無気肺を予防するために，PEEP（5〜10cmH$_2$Oを目安）を積極的に使用する。
- 無気肺が疑われる場合は，肺リクルートメント［高圧30cmH$_2$O程度で一定時間（30秒ほど）加圧すること］などで肺胞を広げる工夫を適宜行う。リクルートメント中は，気道内圧が上昇して静脈還流が減少し，低血圧が起きやすいため注意が必要である。また，加圧することでバッキング（➡ P.128）が起きやすいことがあり，指導医と相談しながら行う。
- 肥満患者はフルストマックの場合があり，導入時の嘔吐に注意する。マスク換気で胃に空気が大量に送り込まれてしまった場合は嘔吐しやすくなるため，マスク換気も慎重に行う。

> **MEMO** **フルストマックとは**
>
> 胃内容物が多く残っている状態のことを指す。緊急手術で食事制限する時間がなかった場合や，消化器の通過障害がある場合などが挙げられる。
> 患者により絶飲絶食時間が守られていない場合，消化管の通過障害や逆流性食道炎がある患者，妊婦，肥満患者，外傷患者などはフルストマックになることが予想されるので注意が必要である。

2 ステロイド内服中患者

Point

術前に内服しているステロイドの力価計算をする！

■ 通常，成人では安静時に副腎皮質から10～20mg/日のコルチゾルが分泌される。ストレス下ではその10～20倍（小手術では50mg/日，大手術では100～200mg/日）もの量が分泌され，数日かけて通常に戻る。

■ しかし，ステロイドを長期にわたって内服している患者では，ネガティブフィードバックにより副腎皮質機能が低下し，ストレス時のステロイドの分泌が抑制される。そのため，手術侵襲時に十分なステロイドが分泌されないリスクがある。

術前評価の注意点

■ 1日のコルチゾル分泌量より多くのステロイドを内服している場合は，原則ステロイドカバー（追加投与）を行う。

■ 患者が内服しているステロイドの種類と量を確認し，手術に応じて適切な量のステロイドを投与する（侵襲度合いでステロイドカバー量が異なる）。

ステロイド換算表

一般名	主な商品名	血中半減期（分）	相対力価
短時間型（8～12時間）			
ヒドロコルチゾン	ソル・コーテフ®	90	1
コルチゾン	コートン®	30	0.8
中間型（12～36時間）			
プレドニゾロン	プレドニン®	200	4
メチルプレドニゾロン	メドロール®	200	5
トリアムシノロン	ケナコルト®	200	5
長時間型（36～72時間）			
ベタメタゾン	リンデロン®	300	25
デキサメタゾン	デカドロン®	300	25

麻酔導入・術中管理の注意点

■ ステロイド投与量は，指導医と相談する。

■ 術前や当日もステロイドは内服してきてもらい，手術の侵襲度に応じて追加が必要かを判断する。点滴によるステロイドカバーまでは必要がなく，内服薬だけで済ませられる場合もある。

■ 目安としては，大手術ではヒドロコルチゾン200mg，小手術ではヒドロコルチゾン100mgを導入前に点滴投与する。

MEMO **NSAIDs過敏喘息がある場合に注意**

コハク酸エステル型を使用すると喘息が悪化することがある。コハク酸エステル型よりも，リン酸エステル型ステロイド(ベタメタゾン，デキサメタゾン)を用いるようにする。

3 心血管系疾患

Point

低心機能患者は輸液管理に注意！
術前評価しておく！
安定型冠動脈疾患患者は，術前に予防的冠血行再建を行わない！

高血圧

- 高齢化社会において最も多い疾患の一つであり，周術期の心血管イベントの発症リスクとして広く認識されている。
- 不適切な管理は重大な弊害を起こす可能性があり，十分に注意する。
- 下の麻酔チャートからは，日頃の血圧管理によって周術期の血圧変動に大きな差が出ることが一目瞭然である。**普段の血圧管理**がとても大切だということがわかるだろう。
- 術前の血圧コントロールが不良な場合は，ひとまず，主治医による血圧コントロールを厳格に行ってもらう。
- 降圧薬を内服していることが多く，薬剤の把握，手術当日の継続・中止に気をつける（→ P.8）。
- 緊急手術などで血圧コントロールを行う時間がないときや，無治療によるコントロール不良の場合は，**急激な血圧変動に直ちに対応できるよう昇圧薬や降圧薬などを準備**しておく。
- 高血圧に頻脈が合併している場合は，**β遮断薬の使用**も考慮する。

正常症例（上），高血圧症例（下）の麻酔時の血圧

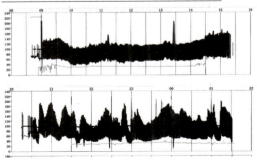

高血圧の脳血流自己調節能

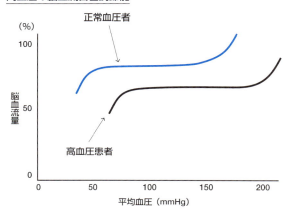

虚血性心疾患

術前評価の注意点
- 発症してからの期間とNYHA分類(→ P.38)による評価を確認する。
- 発作頻度，最終発作はいつかを確認する。
- 患者が日常的に使用している内服薬，ニトログリセリン舌下錠などの頓服薬を使用しているか，その頻度についても確認する。
- 虚血部位を把握し，冠動脈にステント留置しているかを確認する。
- 抗凝固薬の内服状況と術前に中止できるのかを検討し，中止できる場合はヘパリンが必要かを循環器主治医に確認すること。
- 抗凝固薬を中止した場合は，ステント内再狭窄が大きな問題となる(→ P.53の*1)。ただし，2022年改訂版の『非心臓手術における合併心疾患の評価と管理に関するガイドライン』では，非心臓手術を受ける予定の安定型冠動脈疾患患者において，原則として術前に予防的冠血行再建を行わないことが推奨されている(→ P.54の*2)。
- PCI(percutaneous coronary intervention)をしている場合はどのような処置を行ったか〔バルーン拡張術，BMS(bare metal stent)またはDES(drug eluting stent)〕によって，必要な薬剤が変わる(抗血小板薬なのか2剤併用か，など)。周術期管理において重要かつ心臓に関わることであるため，麻酔科医も知っておくべきである。

＊1　冠動脈疾患患者における抗血栓療法と，冠動脈ステント留置後の待機的非心臓手術のタイミングに関する指針

	推奨クラス	エビデンスレベル
2020日本循環器学会ガイドライン フォーカスアップデート版		
・冠動脈ステント留置後1カ月以内に待機的非心臓手術を行うべきではない	Ⅲ　Harm	B
2017 ESCの更新情報		
・PCI後，少なくとも1カ月は手術を延期する	Ⅲ　Harm	B
・1〜6カ月後に手術する	ACSやステント血栓症リスクが高いとき：Ⅱa	B
	ACSでなくステント血栓症リスクが高くないとき：Ⅱb	C
・ACSでステント留置後，またはステント血栓症リスクが高い場合は6カ月延期を推奨	Ⅰ	B
2016 ACC/AHAガイドライン更新情報		
・待機手術において，BMSならば1カ月，DESならば理想的には6カ月延期する	Ⅰ	B（非ランダム化）
・抗血小板薬2剤併用療法（DAPT）の中止が必要な手術ならば，BMSで1カ月以内，DESで3カ月以内に施行してはいけない	Ⅲ　Harm	B（非ランダム化）
・DESでP2Y12阻害薬の中止が必要な手術の場合，手術延期がステント血栓症のリスクを上回る場合には3カ月後に施行してもよい	Ⅱb	C（エキスパートオピニオン）

＊2　冠動脈ステント留置既往症例の非心臓手術を経皮的冠動脈インターベンション（PCI）後1〜1.5ヵ月以降に施行する益に関するSummary of findings table

	周術期全死亡	周術期心臓死	周術期急性心筋梗塞
研究デザイン研究数 患者数	観察研究 3 68,471	観察研究 1 4,303	観察研究 4 69,204
PCI後1〜1.5ヵ月以内に手術（コントロール群）＊	4.5%	4.9%	6.9%
PCI後1〜1.5ヵ月以降に手術＊＊（95%CI）	1.3% (0.8%-2.0%)	0.3% (0.2%-0.7%)	1.5% (0.6%-4.2%)
相対リスク＊＊＊（95%CI）	0.28 (0.18-0.45)	0.07 (0.04-0.14)	0.22 (0.08-0.61)
絶対リスク差＊＊（95%CI）	3.2% 少 (2.5% 少-3.7% 少)	4.5% 少 (4.2% 少-4.7% 少)	5.3% 少 (2.7% 少-6.3% 少)
確実性	C[1]	D[2]	D[3]
重要度	9	9	8
起きること	総死亡が減少する	心臓死が減少する	心筋梗塞が減少する

＊　　　　対照研究の発症率
＊＊　　　コントロール群の発症率と相対リスクから計算
＊＊＊　　メタ解析（Review Manager 使用）より得た値
[1] いずれの研究でも背景調整は行っていないが，各研究の推定値と信頼区間のばらつきも少ない．観察研究であり，C とした．
[2] 一つの観察研究しかなく，1つダウングレードして D とした．
[3] 推定値にはばらつきがあり，いずれの文献でも背景の調整は行っていないため，エビデンスの確実性を一つダウングレードして D とした．

（Tokushige A, et al. 2013 238），Egholm G, et al. 2016 265），Holcomb CN, et al. 2014 268），Chia KK, et al. 2010 463）より作表）
（日本循環器学会．2022 年改訂版 非心臓手術における合併心疾患の評価と管理に関するガイドライン．www.j-circ.or.jp/cms/wp-content/uploads/2022/03/JCS2022_hiraoka.pdf. 2024 年8月閲覧）
※文献は本ガイドラインを参照．

■ 冠動脈ステント留置の既往がある症例に待機的非心臓手術を行う際は，PCI後1〜1.5カ月以内にしないことを推奨している．

IV 合併症がある場合の麻酔

■ 長期間延期できない時間的制約のある手術については，適切な手術時期，周術期管理について，

①**ステント血栓症リスク**（血栓症発症率，発症した場合の心筋梗塞範囲）

②**抗血栓療法継続の出血リスク**（出血率，出血による臓器障害，止血のしやすさ）

③手術延期の害

などを外科医，麻酔科医，循環器内科医などの関係する専門科集学的チームで包括的に検討することが重要である。

麻酔導入・術中管理の注意点

■ 5極心電図にてモニタリングする。

■ 冠動脈拡張薬を使用するかどうかを検討する（普段から内服しているようであれば使用することも考慮）。

■ 適宜昇圧薬も使用し，**血圧を下げすぎずに一定に保つ**ようにする。

■ 体温を正常に保つ。

■ 極端な貧血は避けること。

不整脈（心房細動）

■ 発作性か，慢性か，いつから発症しているかを確認する。

■ 発作性の場合は，どういうときに起きやすいかを確認する。

■ 内服薬の種類を把握し，ワルファリンの場合はPT-INR値を確認する。

■ 内服薬中止については，主治医，循環器内科医と相談して総合的に判断する。

■ 左心耳に血栓がないかを術前に確認しておく。血栓がある場合は，脳梗塞の原因となる可能性があり，循環器内科へコンサルトする。

■ **レートコントロール**ができているかを確認する。

■ 心機能はどうかを確認する。

不整脈（その他）

■ 不整脈の種類と発生頻度，内服薬の種類を把握する。

■ ペースメーカや植込み型除細動器（ICD）が植え込まれているかを確認する。

■ 不整脈はさまざまなため，術前に不整脈が起きた場合の対処法を考えておく。

ペースメーカやICD植え込み患者の注意点

- 術中，電気メスのノイズによりペースメーカやICDに誤作動が生じる可能性があることに注意する。
- 手術当日は，ペースメーカ，ICDメーカーの技術者を呼んで装置に不具合がないかを確認し，手術に適したモード（固定レートなど）に設定変更してもらう。
- ICDの場合は，手術中は一時停止し，不整脈が発生した際に直ちに対応できるよう除細動器を準備しておく。
- 手術後，患者の覚醒前にペースメーカやICDを術前の設定モードに戻してもらう。

手術中に不整脈が起きたときの対処

- 直ちに指導医に連絡する。何よりも**血行動態の維持が大切**である。
- 血行動態が不安定な場合は，直ちに心マッサージ，電気的除細動を行う。
- 不整脈薬をむやみに使うのではなく，なぜ不整脈が起きているのかを素早く考える。
- 危機的な不整脈でない場合は血圧，脈拍，呼吸を安定させるだけで不整脈が改善することがある。
- 抗不整脈薬を考慮する場合もある（➡ P.57表を参照）。
- 抗不整脈薬は必ず指導医の指導のもと投与を行う。

分類(群)作用	抗不整脈薬	用途	投与例(静注)
Ⅰa Na$^+$チャネル抑制 (活動電位幅延長)	・キニジン ・プロカインアミド ・ジソピラミド ・ピルメノール ・シベンゾリン ・アジマリン	心房および心室性期外収縮の抑制,SVTおよびVTの抑制,AFまたは心房粗動,およびVFの抑制	■ジソピラミド 初回は1.5mg/kgを5分以上かけて投与,その後は0.4mg/kg/時で持続静注 ■プロカインアミド 10 ～ 15mg/kgを25 ～ 50mg/分で急速静注し,続いて1～4mg/分で持続静注
Ⅰb Na$^+$チャネル抑制 (活動電位幅短縮)	・リドカイン ・メキシレチン ・アプリンジン	心室性不整脈(心室性期外収縮,VT,VF)の抑制	■リドカイン 100mgを2分かけて投与した後,4mg/分(65歳以上の患者では2mg/分)で持続静注および初回投与の5分後に50mgで2回目の急速静注 ■メキシレン 2mg/kgを25mg/分で投与した後,250mgを1時間,続いて250mgを2時間かけて投与し,さらに0.5mg/分で維持注入
Ⅰc Na$^+$チャネル抑制 (活動電位幅不変)	・フレカイニド ・プロパフェノン ・ピルジカイニド	心房および心室性期外収縮の抑制,SVTおよびVTの抑制,AFまたは心房粗動,およびVFの抑制	■フレカイニド 1 ～ 2mg/kgを10分かけて投与 ■プロパフェノン 2mg/kgを急速静注した後,2mg/分で持続静注
Ⅱ(β遮断薬) β受容体遮断	・プロプラノロール ・ナドロール ・ピンドロール ・アセブトロール ・メトプロロール ・カルベジロール ・ビソプロロール	上室性頻拍性不整脈(心房性期外収縮,ST,SVT,AF,心房粗動),および心室性不整脈(しばしば補助的な使用)	■プロプラノロール 1～3mg(必要であれば,5分後に1回反復してもよい) ■メトプロロール 5mg,5分ごと,最大15mg

分類（群）作用	抗不整脈薬	用途	投与例（静注）
Ⅲ（膜安定化作用を有する薬剤）活動電位幅延長（K^+チャネル抑制）	・アミオダロン ・ソタロール ・ニフェカラント	トルサード・ド・ポワンツ型心室頻拍を除くすべての頻拍性不整脈	■アミオダロン アミオダロンは負荷量を投与した後，維持量で継続する。用量および投与間隔は不整脈の種類によって大きく異なる ■ソタロール 10mgを1～2分かけて投与
Ⅳ（カルシウム拮抗薬）Ca^{2+}チャネル抑制	・ベラパミル ・ジルチアゼム ・ベプリジル	SVTの停止，および速いAFまたは心房粗動の緩徐化	■ベラパミル 5～15mgを10分かけて投与 ■ジルチアゼム 5～15mg/時で最大24時間

SVT：発作性上室頻拍，VT：心室頻拍，VF：心室細動，AF：心房細動

心不全

術前評価の注意点

■ 心不全の原因を確認する（例：冠動脈疾患，不整脈，敗血症，うっ血など）。

■ 患者が現在治療中かどうか，および使用している内服薬を確認する。

■ 弁膜症の場合は，部位とその病態（狭窄症か閉鎖不全症か）を確認する。

■ 心エコーで心機能の評価を行い，心不全，肺高血圧，不整脈，冠動脈疾患の有無を確認する。

■ 大動脈弁狭窄の場合は失神発作を起こしていないかも確認する。

■ NYHA分類，運動耐容能（➡ P.38，39）を評価する。

麻酔導入・術中管理の注意点

■ 術前から心不全がある場合は，前負荷，後負荷の変動により心不全の状態が悪化しやすい。適切に保つようにする。

■ 麻酔導入前にAラインを挿入し，血圧変動を最小限に抑える薬剤を選択して使用する。

■ 昇圧薬の使用を考慮したうえで適切なルート確保を行う（末梢静脈確保は何本必要か，CVが必要かなどを判断する）。

■ 輸液は過量にならないように注意する。

■ 術前の尿量を把握し，術中も尿量を測定する。

■ 術後の疼痛は心不全が悪化することがあるため，鎮痛に努める。

4 腎不全/透析患者

Point

原因の疾患を考える！
術前，術中の尿量に注意！
腎毒性のある薬剤は使用しない！

■ 透析患者は年々増加している。原因としては，最も多いのが糖尿病性腎症（38.7％），次いで腎硬化症（18.7％），慢性糸球体腎炎（14.0％）である。

透析患者の
原疾患の推移

術前評価の注意点
■ 採血検査により，BUN，Cr，K，eGFR，貧血を確認する。
■ 尿量は保たれているか，どれくらい出ているか，透析患者かどうか，または透析導入が間近であるかどうかも確認する。
■ 糖尿病を合併している場合は，血糖値コントロールが適切に行われているか，治療方法，インスリンの使用有無を確認する。
■ <u>透析シャントの位置（左右どちらか），透析状況（週何日，何曜日に行っているか），除水量（2kg以内か），尿量，透析中の血圧は安定しているか，ドライウエイト，日常の1日の飲水量</u>を確認する。
■ その他の合併症，腎性貧血，凝固系異常，高カルシウム血症，骨粗鬆症などの二次性副甲状腺機能亢進症の有無も確認する。

麻酔導入・術中管理の注意点
■ まず血圧を維持し，低血圧を避けることで，腎血流の低下と腎機能の悪化を防ぐ。
■ 尿量を1〜2mL/kg/hに維持する。
■ K高値の場合は1号液を使用する。
■ 透析患者はシャント部分を保護して閉塞しないように努める。
■ 腎排泄が少ない，腎毒性が低い麻酔薬を使用する。プロポフォール，フェンタニル，レミフェンタニルが安全で使いやすい。
■ <u>腎毒性のある薬（NSAIDs，アミノグリコシド系抗菌薬など）は避ける。</u>

5 呼吸器疾患

Point

術前からのコントロールが大切！

喫煙

- 喫煙者は術中に喀痰量が多くなりやすく，創感染，感染症，肺合併症，脳神経合併症，骨癒合障害などの術後合併症のリスクが高まる。
- 受動喫煙も能動喫煙と同様に周術期のリスクを高める。
- 術前に禁煙介入を行うだけでも，さまざまな**周術期合併症の発生頻度を減少させる**。安全な手術に必須の術前準備の１つである。
- **8週間以上の禁煙**が推奨されるが，緊急手術や短期間の禁煙の場合は，呼吸状態や術式に応じて異なる配慮が必要となる。
- 2〜3日の禁煙では繊毛運動が回復し，逆に喀痰が増える可能性があるため，吸痰をこまめに行う必要がある。
- 1〜2週間の禁煙で喀痰が減少する。

禁煙後の変化

禁煙開始

20分	血圧や脈拍が正常状態に戻る
12時間	血中の一酸化炭素が正常に戻る
24時間	血中のニコチンが消失する
72時間	呼吸がしやすくなる
2週間	心臓の機能が改善する
3週間	傷の治りにくさ・傷の感染しやすさが改善する
4週間	呼吸器合併症の起こりやすさが改善する
8週間	呼吸器合併症が非喫煙者と同等になる

気管支喘息

- 気道に炎症が続き，さまざまな刺激に対して気道が敏感になり，発作的に気道が狭くなることを繰り返す疾患である。
- わが国では小児の8〜14％[1]，成人では9〜10％[2]が喘息をもっていると報告されている。
- **日常の喘息コントロール**がとても重要であり，気道過敏性が高いときに気管内挿管を行うと喘息発作を引き起こす可能性がある。

術前評価の注意点

- 喘息はいつから起きているか，最終発作，頻度，どのようなときに起こるかを確認する。
- 呼吸機能検査では問題ないかを確認する。
- 発作時に使用している薬剤を確認しておく（内服薬か吸入薬か点滴か）。
- 喫煙していないか確認する。

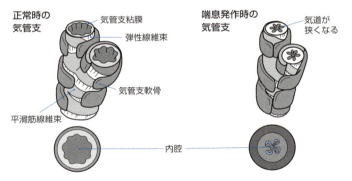

気管支喘息が起きた場合の変化

・気道内圧が上昇
・聴診にて呼気時に乾性ラ音（喘鳴）が聴取される
・換気量の低下
・$EtCO_2$の上昇

発作が起きた場合の対応

① 指導医を呼ぶ
② 酸素濃度を上げる
③ スペーサーにて β_2 刺激薬吸入
④ セボフルラン吸入
⑤ アミノフィリン（2〜5mg/kg）静注
⑥ ヒドロコルチゾン（200〜1,000mg）静注

➡ 上記の処置で改善しない場合は，アドレナリンを通常成人1回0.2〜1mg（0.2〜1mL）を皮下注射または筋肉内注射する。年齢，症状により適宜増減する。

慢性閉塞性肺疾患（COPD）

■ COPDは肺気腫や慢性気管支炎を含む肺の疾患であり，喫煙が原因で引き起こされる慢性的な炎症が特徴である。

■ 完全な禁煙が必要で，ブロンコスパズム（気管支収縮）の合併に注意する。

術前評価の注意点

■ 肺機能検査によりCOPDの状態を評価し，拘束性換気障害や閉塞性障害を確認する。

■ Hugh-Jones分類（➡ P.38）を用いて重症度も評価する。

■ 症状がある場合には血ガス測定を行う。

麻酔導入・術中管理の注意点

■ 挿管後はしっかりと呼吸器のスパイロメトリーを確認する。波形に問題がないか，気道内圧など呼吸器設定に注意する。

間質性肺炎

術前評価の注意点

■ リウマチの有無や職業を確認する。

■ 拘束性換気障害はあるかを確認する。

■ Hugh-Jones分類（➡ P.38）を用いて重症度も評価する。

■ 症状がある場合には血ガス測定を行う。

麻酔導入・術中管理の注意点

■ 圧損傷（barotrauma/バロトラウマ），量損傷（volutrauma/ボルトラウマ）を防ぐ。なるべく FIO$_2$を上げすぎないようにし，気道内圧を低く保つ。酸素も高すぎることなく，高 CO_2をある程度まで許容する。

文献
1) 赤澤 晃. 気管支喘息の有症率, ガイドラインの普及効果と QOL に関する全年齢全国調査に関する研究. 2008.
2) Fukutomi Y, et al. Int Arch Allergy Immunol 2010; 153: 280-7. PMID: 20484927

IV 合併症がある場合の麻酔

6 脳神経系疾患

Point

血圧管理，脳血流維持に努める！

■ 脳血管障害は，大まかに，虚血性，出血性，混合性に分類できる。

虚血性脳血管障害

術前評価の注意点
■ 脳梗塞の既往があるか，その発生時期，影響を受けた脳の範囲を確認する。
■ 脳梗塞の原因を把握する（例：心房細動）。
■ 患者が現在内服している薬剤について確認する。
■ 頸動脈狭窄や血管奇形，貧血の有無を確認する。
■ 通常時の血圧やその他の合併症（心疾患など）の有無も確認しておく。
■ 脳梗塞の後遺症（麻痺，言語障害，感覚障害，左右差など）がある場合は，程度，部分など詳細を聴取する。

麻酔導入・術中管理の注意点
■ <u>血圧管理が重要</u>であり，血圧の変動を最小限に抑え，患者の通常時の血圧を維持することを目指す。
■ 脳梗塞の既往や頸動脈狭窄など，脳梗塞のリスクがある患者には，脳オキシメーター（INVOS™）の使用を検討する。rSO_2［微小血管（細動脈・細静脈・毛細血管）の酸素飽和度］を測定することで，脳梗塞の予防や早期発見に役立つ。
■ <u>rSO_2をモニタリング</u>することにより，局所（センサー直下）の酸素需給バランスの変化をとらえ，灌流状態や代謝を評価することが可能である。
■ 呼気終末二酸化炭素ガス分圧（$EtCO_2$）が低下しすぎると脳血管が収縮し，脳血流が悪化する可能性があるため，35〜40mmHgを目安に低下しすぎないようにする。
■ 適宜，血ガスをチェックする。

63

出血性脳血管障害

術前評価の注意点
- 脳出血の既往の有無やその原因を確認する（例：高血圧，脳動脈瘤，脳動静脈奇形，もやもや病など）。
- 発症時期と後遺症の有無を確認し，後遺症がある場合は詳細を聴取する。

麻酔導入・術中管理の注意点
- 出血性疾患の管理は，疾患によって異なることを押さえておく。
- 脳動脈瘤が残っている場合，血圧が上昇すると脳動脈瘤の破裂リスクが高まるため，高血圧を避ける必要がある。
- 脳動静脈奇形，もやもや病においても高血圧は出血のリスクを高める。一方，血圧が低すぎると脳虚血に陥るため，厳格な血圧管理のもと血圧変動を最小限に抑えることが必要となる。
- $EtCO_2$は，脳血流の増加を引き起こすため高すぎるのは避ける。一方，もやもや病の場合は低すぎると虚血を引き起こすため，正常範囲内で管理するのがよい。
- 下のチャートは，高血圧の脳血流自己調節能を示す。普段から高血圧の患者では，平均血圧が下がると脳血流量が減少し，虚血に至りやすい。そのため，低血圧は避けるように注意する。

高血圧の脳血流自己調節能

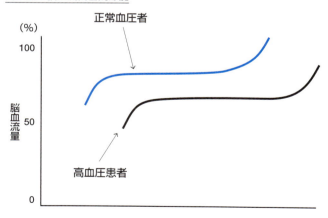

| | IV 合併症がある場合の麻酔 |

てんかん

■ 全身麻酔中にてんかん発作が起きた場合，麻酔中は見た目で気づくことが難しく，**発見が遅れがち**になる。

■ また，覚醒遅延の原因になりうるため，**普段のコントロールが重要**となる。

術前評価の注意点

■ てんかんの原因，発症時期，**発作の頻度**，発作を誘発する状況，発作時の対処法を確認する。

■ 内服薬を確認する。

■ 抗てんかん薬は基本的に手術当日まで内服を続けるよう指示する。

■ 待機手術でコントロール不良の場合は，神経内科の主治医にコントロールをしてもらう。

麻酔導入・術中管理の注意点

■ てんかん発作を起こしやすい薬剤はなるべく避けるようにする。

■ プロポフォールは脳波を抑制する効果があるため，完全静脈麻酔が推奨される。

■ また，**BISモニター**（➡P.33）**を装着**して波形をしっかりと観察し，てんかん発作を早期に検出できるようにする。

■ 全身麻酔中にてんかん発作が起きたと判明したときは，覚醒遅延が生じる可能性がある。主治医と相談したうえで，場合によっては必要に応じてICUで挿管状態のまま治療管理を行う。

6

脳神経系疾患

7 肝機能障害

Point

出血傾向がないかをチェックする！ 肝代謝の薬剤に注意する！

術前評価の注意点

■ Child-Pugh分類は肝機能の術前評価において重要である。

Child-Pugh分類：A～Cのカテゴリで重症度を評価

ポイント	1点	2点	3点
脳症	ない	軽度	ときどき昏睡
腹水	ない	少量	中等量
血清ビリルビン値（mg/dL）	2.0未満	2.0～3.0	3.0超
血清アルブミン値（g/dL）	3.5超	2.8～3.5	2.8未満
プロトロンビン活性値（%）	70超	40～70	40未満

A	5～6点	**B**	7～9点	**C**	10～15点

■ 術後の周術期死亡率はAで10%，Bで30%，Cで82%との報告がある[1]。

■ AST，ALT値が3桁の場合は，緊急手術でなければ，肝機能障害の原因検索・治療を先行し，消化器内科への対診が必要な場合もある。

■ 肝機能，肝予備能にICG（インドシアニングリーン）検査もチェックする。

■ 食道胃静脈瘤，肝腎症候群，肺肝症候群などの合併症の有無を確認する。

麻酔導入・術中管理の注意点

■ 肝代謝の薬剤が多いため，必ず**モニターを装着**して慎重に投与する。

■ プロポフォールは肝代謝の薬剤であり，長時間の投与によって覚醒遅延を引き起こすリスクが高まる。BISモニター（➡ P.33）は必ず装着する。

■ ロクロニウムは使用できるが，筋弛緩モニターでの監視は必須である。

■ フェンタニルも肝代謝されるため，特に術後に鎮痛効果が遷延する可能性があり，慎重に投与する必要がある。

■ 麻酔維持には，吸入麻酔薬のデスフルランはよい適応である。

■ レミフェンタニルはエステラーゼで代謝されるため，肝機能が低下している患者においても使用しやすい。

■ **血小板数や凝固異常がないか**を術前からチェックする。

■ 出血に備えてルート確保，Aラインが必要である。CVは施設による。出血コントロールのためにCVPを測定する施設も多い。

■ **食道静脈瘤**がある場合は，むやみに胃管挿入しない。

■ **循環動態の安定**を心がける。

文献
1) Mansour A, et al. Surgery 1997; 122: 730-5. PMID: 9347849

| IV 合併症がある場合の麻酔

8 甲状腺機能異常

Point

術前から甲状腺ホルモンのコントロールが大切！

- 異常を見つけた場合は，直ちに内分泌内科でのコントロールを行う。
- 予定手術は，**甲状腺ホルモン値が正常範囲内**になるまで治療して行う。
- 麻酔科医が術前に，頻脈，心不全，体重減少，眼球突出，甲状腺腫大，徐脈，心嚢水から甲状腺機能異常を見つける場合もある。

甲状腺機能亢進

- 代表的な原因として，バセドウ病（グレーブス病），中毒性（過機能性）多結節性甲状腺腫，甲状腺炎などがある。

術前評価の注意点
- **甲状腺ホルモン（TSH，FT3，FT4）**を確認する。
- 甲状腺腫大がある場合は，気管圧迫や気道確保困難，マスク換気困難のリスクがある。呼吸苦の有無，仰臥位で眠れているかを確認する。
- 胸部X線にて**気管偏位がないか**を確認する。
- **甲状腺クリーゼ**の既往がないかを確認する。ない場合でも，甲状腺ホルモンがコントロールされていないと周術期にクリーゼを起こすリスクが高くなるため，注意が必要である。
- 頻脈，心房細動，心不全の既往，体重減少，嗄声などの合併症を確認する。

麻酔導入・術中管理の注意点
- 手術時に頻脈や不整脈があるときは，β遮断薬（ランジオロールなど）で心拍数をコントロールする。抗不整脈薬（アミオダロン）を使用する場合もある。
- チアマゾール（メルカゾール®）やプロピルチオウラシル（プロパジール®），ヨウ素が使用されることもある。
- 甲状腺クリーゼが起きた場合は，頻脈，高熱などが起こる。**悪性高熱（→ P.141）との鑑別**が難しいときはダントロレンを投与してよい。

甲状腺機能低下

- 一番多い原因は，慢性甲状腺炎（橋本病）である。
- 中枢性甲状腺機能低下症があり，脳腫瘍，脳外科手術後，脳外傷，くも膜下出血後などに起こることがある。
- **徐脈，心嚢水，低血圧，心不全**などの症状がみられる場合がある。
- 舌腫大や睡眠時無呼吸症候群，胃内容の停滞などにも注意が必要である。
- 麻酔薬の効果が遷延する可能性があるため，覚醒時は注意する。
- **甲状腺ホルモン（TSH，FT3，FT4）**は術前から確認する。
- **チラージン**を内服している場合は手術当日も中断はしない。
- 保温する。

IV 合併症がある場合の麻酔

9 胃食道逆流症

Point

**胃食道逆流症を侮るなかれ
誤嚥に注意する！**

■ 胃食道逆流症がある場合，麻酔導入時に胃酸が逆流してしまい誤嚥のリスクとなるため注意が必要である。

術前評価の注意点

■ 普段から逆流があるのか，寝ているときに逆流してくるのか，患者が経験している症状を詳しく聴取する。

■ 生活習慣の見直しや内服治療などで，手術前に可能な限り治療する。

■ 誤嚥防止に絶飲絶食時間を設けるため，**ORT**（➡ P.11）**は不適**とする。

麻酔導入・術中管理の注意点

■ 症例によっては，麻酔導入時は誤嚥のリスクがあるため，頭部高位にして行うこともある。

■ 重症度によっては，迅速導入（➡ P.41）を行うこともある。

69

10 脊髄損傷

Point

脊髄損傷の部位を確認する！
起きた時期に注意する！

■ 脊髄損傷は急性期と慢性期に分かれ，それぞれ病態が異なる。
■ 脊髄損傷の多い部位は，**下位頸髄**，**上位腰髄**である。

急性期

高位（C5より上）
■ 交感神経遮断により**副交感神経が優位**となり，脊髄興奮性が低下して脊髄ショックが起こる。
■ **徐脈**，末梢血管拡張による<u>低血圧</u>，<u>低体温</u>がみられ，数日～数週間続く。
■ また損傷後24時間以上が経過すると，ニコチン性アセチルコリン受容体（nAchレセプター）のアップレギュレーションが生じる。**非脱分極性筋弛緩薬には抵抗性**となり，一方で脱分極性筋弛緩薬には感受性が亢進しやすくなるため，注意が必要である。

低位（C5より下）
■ 通常，横隔膜の動きは保たれているため，自発呼吸は可能な場合が多い。
■ 交感神経系が部分的に機能しているため，損傷を受けていない部分の活動性が増すことにより，**代償性の頻脈**が起こりやすくなる。

慢性期

■ 脊髄ショックからの回復後，脊髄反射が戻り，損傷部位以下の刺激によって異常な**血圧上昇反応**が起こる。
■ 膀胱や消化管の伸展で血管が収縮し，急激な血圧上昇や腹壁の硬直が起こりやすいため，注意する。
■ 損傷レベル以上の潮紅や発汗，反射性徐脈が起こる場合がある。
■ また，末梢アドレナリン受容体の感受性が亢進し，昇圧薬の使用により異常高血圧を引き起こすことがあるため，慎重に使用する。

Ⅴ

ローテが始まってから読みたい
各科の麻酔

　いよいよ実際の手術における麻酔をみていきましょう。

　研修医の先生方が立ち会う頻度の高い術式を取り上げて，術前評価のポイントから麻酔導入・術中管理の注意点を紹介します。

　麻酔に影響を及ぼす手術の特性や術者・指導医と相談すべきポイントなどを把握できるようにまとめています。チェックリストとしても活用してください。

1 体表の手術（乳腺外科・皮膚科・形成外科）

乳房切除術（例：乳癌手術）

乳房部分切除術

乳房切除術

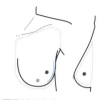
乳頭乳輪温存乳房切除術

★点滴ラインは術野と逆の手にとることが多い

術前評価の注意点
- 手術部位の<u>左右は間違えない</u>。点滴，血圧を左右のどちらで測るか，また両側の場合は下肢からとるかを判断する。
- <u>血圧と点滴が同側になることが多い</u>ので，血圧測定時は点滴が流れないことに注意する（麻酔維持が一定でなくなる危険性がある）。
- 郭清レベルはどれくらいか，乳房再建は行うか，<u>座位にする必要</u>があるか（ルートトラブル，気管チューブトラブルに注意）を確認しておく。

麻酔導入・術中管理の注意点
- 血圧間隔，点滴の滴下速度に注意する。
- 逆流防止に逆止弁を使用する。<u>逆流防止弁</u>は文字通り逆流は防止できるが，点滴と同じ部位にマンシェットがあった場合，血圧測定時に一時的ではあるが滴下は止まることになるため，薬剤投与している場合，薬剤が一時的に投与されないことに注意する。
- 麻酔薬が投与されずに覚醒しやすくなることにも注意する。
- 就眠前，<u>血圧測定時にプロポフォールで鎮静する場合，痛みが増強する</u>ので注意する（プロポフォールは血管痛を生じるため）。
- 患者は女性の割合が高いため，嘔気・嘔吐の少ない麻酔方法を選択するよう心がける。
- 出血に注意する。血圧管理が重要である。
- 座位になる場合は，ルートトラブル，気管チューブトラブルなどが起きないよう，注意深く観察対応する。

皮膚腫瘍切除術

術前評価の注意点

- 皮膚腫瘍の場所はどこかを確認する。
- 腹側，背側なのかで体位が変わる（仰臥位，側臥位，腹臥位など➡P.14）。点滴はとれる場所にあるかを確認しておく。
- **頭頸部の場合は気管チューブの位置**を確認しておく。

麻酔導入・術中管理の注意点

- 体位によって点滴の滴下不良となることがあるので，注意して観察する。
- 体位による神経損傷，チューブトラブルにも注意する。

2 脳外科手術

- 神経生理学的モニタリング（MEP，SEP ➡ P.33）を使用することがあり，術前から確認する必要がある。これらのモニタリングについて知っておき，モニターが減弱されない麻酔を心がける。

運動誘発電位 （MEP）	運動野を刺激することで下行性運動経路の機能を術中に評価できる術中神経生理学的モニタリングの一つ。 筋弛緩薬はMEPを減衰・消失させるため，MEPモニタリングを行う場合には筋弛緩モニターによって筋弛緩薬の効果を定量的に評価すること。筋弛緩薬は導入のみ使用することが多い。 吸入麻酔薬，プロポフォールはMEPを用量依存性に減弱させるため，モニタリングし深麻酔になりすぎないように注意する。
体性感覚誘発電位 （SEP）	上肢，下肢などの末梢神経を電気刺激し，頭皮電極から誘発される電位を記録するモニタリングのこと。誘発電位モニタリングは揮発性吸入麻酔薬で抑制されることがあるため，完全静脈麻酔で行うのが一般的である。

3点固定（上）・麻酔器の位置関係（下）

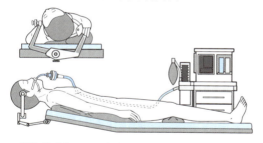

- 脳外科手術では，安全に手術をするために，頭部の3点を固定して安定させる方法をよく用いる（3点固定）。
- 3本のスカルピンの先端を頭皮から頭蓋骨に刺して頭部を挟み込み，頭蓋を固定する。
- 頭部が術野のため，麻酔器は患者の胴体や足下のほうに位置する。**蛇管は長いもの**を使用したほうがよい場合が多い。
- 挿管されている患者から麻酔器が離れること，また，頭部手術では顔面が見えにくくなることから，**チューブトラブルが起きないように注意**をはらう。

頭蓋内手術

開頭手術

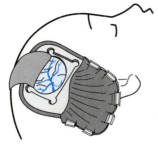

★3点固定・麻酔器の位置を確認する

術前評価の注意点
- 頭蓋内圧亢進はないか［緊急度，意識障害，嘔吐，頭痛，Cushing徴候（血圧上昇，徐脈）はどうか］を確認する。
- けいれんはないか（最終発作，内服はどうか）確認する。
- 麻痺，運動障害がある場合は程度，場所を確認する。
- 腫瘍の種類，部位，大きさ，アプローチ方法を確認する。
- 体位，手術時間，血管豊富な腫瘍か（出血量）を確認する。
- モニタリングを使用するか確認する。
- <u>脳幹に近い部位の腫瘍は徐脈や心停止のリスク</u>がある。静脈的経皮ペーシングが必要かを確認しておく。

麻酔導入・術中管理の注意点
- 導入前に麻痺，運動障害などを再度確認し，術前と変化がないかをみる。
- 出血しやすい腫瘍もあるため，血圧に気をつけながら導入する。
- 頭蓋内圧が上昇しないように，<u>血圧管理，$EtCO_2$</u>は高くなりすぎないように注意する。場合によっては，マンニトールなどを使用する。
- モニタリングを使用するときにはそれぞれの特徴を考えた麻酔方法とする。
- 筆者はモニタリングと嘔気予防を考慮し，プロポフォールを使用することが一般的である。
- プロポフォールを使用する場合は，BISモニター（→P.33）と術野が被ることがあるため，モニターを貼る部分に注意する。

脳出血手術

吸引術　　　　　　　　　　開頭術

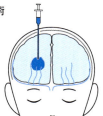
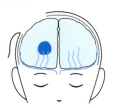

★緊急性，出血部位，大きさを確認する

- 脳出血手術は脳外科手術のなかでも緊急手術になることがあるため，その対応も必要となる。

術前評価の注意点

- <u>頭蓋内圧亢進</u>はないか［緊急度，ミッドラインシフト（正中偏位）があるか，意識障害，嘔吐，頭痛，Cushing徴候（血圧上昇，徐脈）はどうか］を確認する。
- <u>けいれん</u>はないか（最終発作，内服はどうか）注意する。
- <u>高血圧の既往</u>を確認しておく。
- 出血場所，出血の大きさ，量を確認しておく。
- 抗凝固薬を内服している場合は出血傾向となり，出血量が増えたり，止血に難渋したりする場合があるので注意する。
- 緊急手術の場合は，<u>最終飲食時間の確認</u>を忘れずに行う。

麻酔導入・術中管理の注意点

- フルストマックの場合があり，嘔吐・誤嚥予防のために迅速導入（rapid sequence induction，→ P.41）が必要なこともある。
- 一時的な出血により血圧低下が起きやすい。<u>十分な点滴ルートの確保</u>が必要である。輸血の準備も必要かを考慮する。
- 脳出血の場合は，血圧管理が重要となる。そのため，導入前にAライン（→ P.18）にて厳格な血圧管理が必要となる。<u>低すぎると脳血流欠乏になりやすく，高すぎると再出血のリスク</u>になる。
- 呼気CO_2が低すぎると脳血管収縮しやすい。欠乏リスクになる。一方，高すぎると拡張して出血リスクとなるため，高くなりすぎないように管理する。

- 脳圧が亢進している場合はマンニトールなどの薬剤を使用することもある。
- **術後は意識障害のリスク**があるため，しばらく挿管のまま管理することもある。

脳動脈瘤クリッピング

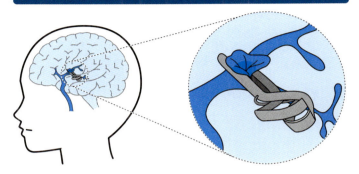

★どこからアプローチするかを確認しておく

術前評価の注意点
- 場所，大きさ，破裂徴候はあるか，破裂しやすいものかを確認する。
- **血圧管理はできているか**を確認する。
- クリッピングのときに脳血管遮断する部分はどこかを確認する。
- 現在，麻痺，運動障害，知覚障害はないかを確認する。

麻酔導入・術中管理の注意点
- 未破裂の場合，急激な血圧上昇による動脈瘤破裂のリスクがあるため，挿管時などでの血圧上昇を避け血圧を管理する。
- 厳格な血圧管理のため，Aラインを導入して管理する。

Hardy手術

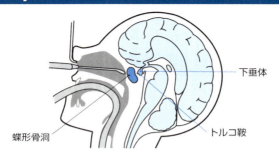

下垂体
蝶形骨洞
トルコ鞍

★鼻腔からアプローチするので気管チューブに注意する

術前評価の注意点
- 下垂体手術のため,術前に採血で**ホルモン値異常**がないかを評価をしておく。
- 大きさ,場所,視野狭窄がないかを確認する。
- **鼻腔からのアプローチ**になるため,鼻閉がないか,鼻の術後かなどを確認する。
- 術後は鼻にガーゼが入り,鼻で呼吸ができなくなるため,口で呼吸することを患者に術前に説明しておく。

麻酔導入・術中管理の注意点
- 左右どちらの鼻腔からアプローチするかを確認する。術者と相談し,場合によっては**気管チューブを反対側の口角に固定**する。
- 術後ホルモン補充が必要になるかどうかを確認しておく。

もやもや病 血管吻合術

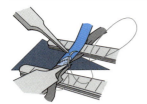 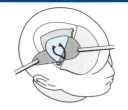

★チューブトラブルが起きないよう切開部,顔の位置を確認する

術前評価の注意点
- 出血,脳梗塞の既往,症状の有無,脳虚血発作,過呼吸で失神発作があるかを確認する。

麻酔導入・術中管理の注意点
- $EtCO_2$が正常範囲内になるよう気をつける(→P.63)。低い場合は,脳血管が収縮することにより脳梗塞のリスクが高まるため,注意する。
- 血圧管理が重要である。低すぎると脳虚血のリスク,高すぎるともやもや病の脳血管破綻による脳出血のリスクとなりうる。
- <u>モニタリングする場合は,基本静脈麻酔</u>とする。モニタリングによるか,術前から確認しておく。
- Aラインは挿入し,<u>血圧管理は厳格</u>に行う。
- 特に血管吻合中は一時的に脳虚血になるため,血圧管理,輸液管理を厳格に行う必要がある。

> **MEMO バルサルバとは**
>
> 脳外科手術時,脳外科医師から「バルサルバお願いします」と声をかけられたことはないだろうか。研修医のみなさんは,びっくりして慌てて指導医を呼んでいるかもしれない。その対処法で間違いないが,ここで簡単に説明しておく。
> バルサルバ法とは,麻酔器の換気を手動に切り替えて一時的に胸腔内圧を上昇させる手技である。これにより,静脈還流と脳をうっ滞させ,術野の出血を確認する。
> このとき,換気を手動に切り替えて気道内圧を一時的に上げるため,その刺激でバッキング(→P.128)が起きることがあるので注意する。慎重に観察しながらゆっくりと行うことが重要である。

頸動脈内膜剥離術（CEA）

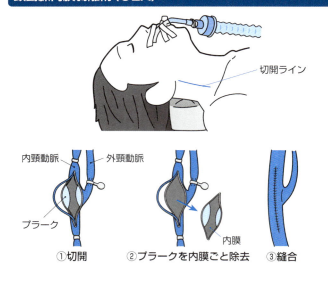

★術野と気管チューブが近いためトラブルに気をつける

術前評価の注意点
- 閉塞している部分はどこか，どの程度閉塞を起こしているかを確認する。
- 何を内服しているか（抗血小板薬，抗凝固薬を内服したまま手術になることもある，出血のリスクに注意）を確認する。
- 脳梗塞の既往があるか，脳梗塞の既往がある場合はどんな症状があるかを確認する。
- 現在の血圧にも注意する。
- 経鼻挿管の依頼がある場合があり，挿管方法を主治医と相談しておく。

麻酔導入・術中管理の注意点
- できるだけ普段の血圧コントロールできている血圧を維持，脳梗塞のリスクを避けるために<u>血圧を下げすぎない</u>。
- Aラインを挿入し，血圧管理を厳格に行う。
- <u>脱水，貧血を避け</u>，脳梗塞のリスクを下げる。
- 脳オキシメーターを考慮する。

[Advanced] Awake surgery

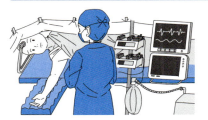

★覚醒するときの準備を
しておく

- **手術途中に覚醒**させることを指す.手術による麻痺,筋力低下,言語障害,記憶障害,高次機能障害などが起きていないかを確かめるために行う.
- 患者に大きなストレスを与える可能性があるが,それよりもメリットが大きい場合に施行される.麻酔科医は,手術途中の覚醒時に感じるストレスをなるべく減らすように麻酔する必要がある.
- さらに,覚醒しやすくすることも忘れてはいけない.

術前評価の注意点

- 手術中に意図的に患者を覚醒させる必要について(脳腫瘍の切除か,脳動脈瘤のクリッピング術か理由を明確にする),患者が事前に同意し,主治医から詳しい説明を受けているかを確認する.
- **術中に覚醒する状態,そのときの体位**(導入時は仰臥位でも体位が変わることもある),期間,行われる検査の内容,検査後に再び眠ることなど,**一連のプロセスを患者にきちんと説明して理解してもらう.**
- 術者,臨床検査技師との間でしっかりとコミュニケーションをとり,術前の準備や術中シミュレーションを適切に行う.

麻酔導入・術中管理の注意点

- モニタリングする場合もあり,筋弛緩薬は導入時のみのこともある.不動の状態を維持しながらも麻酔深度に気をつける.
- 一方で,覚醒しやすく,**短時間作用型の麻酔薬**を選択する.
- 筆者は,気道確保は声門上器具(LMA)(➡ P.31)で行うことが多い.自発呼吸,覚醒,指示に従うことができた時点でLMAを抜去し,局所麻酔で対応する.
- 麻酔は完全静脈麻酔で行い,**術後の嘔気・嘔吐(PONV)を予防**する.
- 摘出やクリッピング終了後,閉頭・縫合時は,局所麻酔,デクスメデトミジンで鎮静を行う.

3 頭頸部手術

- 呼吸を安定させるために気管チューブはとても大切である。
- 頭頸部手術は術野と気管チューブの位置が近くなる。特にドレープがかかると気管チューブが一目では確認しにくくなり、術野と近いため、知らぬ間に折れ曲がっているということもありうる。**チューブトラブルが起きないよう**細心の注意を払う必要がある。

副鼻腔炎手術

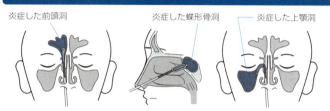

炎症した前頭洞　　炎症した蝶形骨洞　　炎症した上顎洞

★左右どちらの鼻腔アプローチになるか確認する

術前評価の注意点
- 良性か悪性かを確認しておく。副鼻腔炎部位を画像で確認する。
- 鼻の手術と侮ってはいけない。特に悪性の場合は、**出血が多くなることがある**ので貧血を確認しておく。
- **ナビゲーション**を使用するか確認する。

麻酔導入・術中管理の注意点
- 鼻の手術は術野と気管チューブが近いため、チューブトラブルに注意する。また、術野の邪魔にならないように麻酔器の位置、鼻腔アプローチや術者の位置を確認し、気管チューブの口角固定を決め、手術しやすいように固定にも注意を払う。
- 気管チューブは施設によっては、**spiralチューブ**を使うこともある（**一度噛むと戻らないため気道閉塞の危険性があり注意が必要**）。

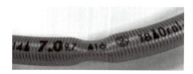

- ナビゲーションを使用する場合は，<u>BISモニター（➡ P.33）をどこにつけるか</u>，また，ナビゲーションの位置が決まってから貼り直すかを考える。
- <u>術後は鼻にガーゼを詰めている</u>ため，抜管のときは鼻呼吸できないことを患者に術前に話し，口呼吸してもらうように伝える。
- 口腔内に鼻出血が垂れ込むことがあり嘔気の原因になるため，飲み込まないようにしてもらう。
- 鼻からの出血など分泌物が垂れ込むことがあるので，適宜吸引を行う。

耳の手術

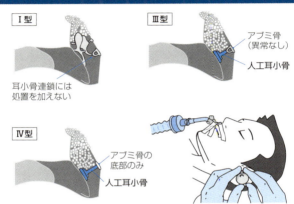

★頭頸部手術は患者の尾側に麻酔器が位置する

術前評価の注意点
- 左右どちらかの手術なのか，両側なのかを事前に確認する。
- 術者と相談し，**手術部位と反対側に気管チューブを固定**する。両側の場合は，一般的には麻酔器側にチューブを固定している。
- 鼓室形成術は型を確認する。それにより手術時間が異なる。

麻酔導入・術中管理の注意点
- 耳の手術の場合は尿量が増えることがあるので，輸液管理に注意する。
- あまりに増える場合は脱水に気をつける。
- パッキング（➡ P.128）は禁物である。
- 筋弛緩モニター（➡ P.33）を使用し，筋弛緩薬の過剰/過小を防ぐ。

扁桃摘出術

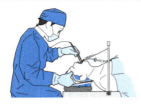
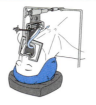

★開口器を挿入するときにチューブが潰れないか注意する

術前評価の注意点
- マッケンジー分類の評価を確認しておく。
- 手術の難易度につながるため，開口に問題はないかを確認する。
- 扁桃が大きい場合は，**挿管困難のリスク**になるので注意する。
- 手術時に感冒症状はないか，扁桃炎はないか，また，扁桃炎を繰り返し起こしているか（繰り返している場合は癒着していたり出血が多くなることがある）を確認する。
- 腎機能障害はないかを確認する。
- 扁桃摘出術の体位は<u>頸部を後屈させる</u>ため，頸部可動域制限がないか，ある場合はどこまで後屈できるかを術前に確認しておく（頸部可動域制限がある場合：頸椎症，関節リウマチ，頭頸部放射線治療後など）。

麻酔導入・術中管理の注意点
- 扁桃が大きい場合は，マスク換気障害，挿管困難が予想されるため，導入は慎重に行う。
- マスク換気障害が予想される場合は，導入前の十分な酸素化，エアウェイの準備などを怠らない。すぐ挿管できるように準備しておく。
- 挿管困難が予想される場合は，術前にどう挿管するかを指導医と綿密に相談しておく。
- ビデオ喉頭鏡（→ P.32），ファイバーなどを考慮することもあるが，扁桃が邪魔になり逆に難易度が上がる場合もある。喉頭鏡でのトライがよいこともある。
- チューブの固定は下顎正中固定となることが多い。普段と異なるため，指導医に確認する。
- 体位は頸部後屈となるため，チューブが浅くなることがあり，注意する。
- 開口器使用時にチューブが押し潰されないよう，術者と相談しながら装着する。麻酔器の気道内圧も確認する。

甲状腺手術

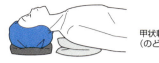
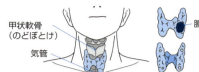

★頸部が手術しやすいように頸部を伸展させる

術前評価の注意点
- 甲状腺腫瘍の位置，大きさを確認し，大きい場合は，仰臥位で眠れているか，窒息の危険性はないかを確認する。
- **気管偏位**があるかを確認する。
- **甲状腺ホルモン（TSH，FT3，FT4）**を確認する。
- 嗄声，頻脈，心房細動，心不全などがないかを確認する。
- 甲状腺ホルモン高値の場合は**クリーゼを起こすリスク**が高くなるため，術前に甲状腺ホルモンの異常がないかを確認する。異常があれば正常範囲内に治療することが望ましいが，主治医と相談しメリット，デメリットをよく考え手術を選択することもある。

麻酔導入・術中管理の注意点
- 腫瘍が大きい場合は**マスク換気障害，挿管困難のリスク**がある。また，場合によっては気管偏位をもたらす。
- 挿管方法を指導医と綿密に相談しておく。
- 気管偏位がある場合は胸部X線やCTを確認し，気管径を計っておく。どこまで気管チューブを進めてもよいか，チューブの種類などを決めておく。
- 甲状腺両側の手術の場合は，Ca値低下を引き起こすことがあるが，基本は術後に起こることが多い。術後は甲状腺ホルモン値測定，甲状腺ホルモン補充が必要なこともある。
- 手術時に頻脈や不整脈があるときは，β遮断薬（ランジオロールなど）で心拍数をコントロールする。
- 甲状腺クリーゼが起きた場合は，頻脈，高熱などが起こる。悪性高熱（→P.141）との鑑別が難しいときはダントロレンを投与してよい。

ラリンゴマイクロサージェリー

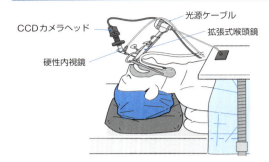

★直達鏡を挿入するときにチューブが潰れないように注意する

術前評価の注意点
- 開口障害がある場合は，直達鏡がかかりにくく，術野での視野が悪くなりやすいので確認しておく。
- 動揺歯がないか確認する。動揺歯があると直達鏡で損傷しやすくなる。術前に口腔外科へコンサルトしプロテクターを作成してもらう場合もある。
- 直達鏡をかけるため，頸部後屈できるかを確認する。

麻酔導入・術中管理の注意点
- 気管チューブが太いと声帯部分の腫瘍が見えにくくなることもあるため，細めのチューブを選ぶようにする。レーザーチューブもしくはspiralチューブが選ばれることが多い。
- ビデオ喉頭鏡を使用すれば耳鼻咽喉科医と確認しながら挿管できる。手術中は頸部後屈した状態になるので，過度に伸展していないか確認する。
- **直達鏡がかかるときは血圧上昇，頻脈が起きやすい**。そのため，事前にレミフェンタニルまたは，フェンタニルで鎮痛をはかり，麻酔深度を深くする（基本は手術時間が短いため，短期作用型のレミフェンタニルを使用することが多い）。
- **頸部後屈するため，チューブが浅くなる可能性があるので注意する**。
- **直達鏡挿入時に気管チューブが潰れることがある**ので，術者と相談しながら挿入する。気道内圧も確認する。
- 腫瘍の気管内迷入，出血の有無を麻酔科医も確認する。
- 電気メスを使用するときは，**チューブへの引火，気道熱傷に注意する**。酸素濃度も過度に上げないようにする。

遊離皮弁手術（頭頸部）

- 大きい腫瘍切除後の欠損部を再建するために行う手術である。腫瘍切除自体に時間がかかったり出血が多くなることもあり，その後の再建は時間を有する。

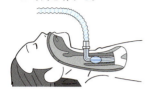

★気管切開は術者とタイミングを合わせる

術前評価の注意点
- 腫瘍の場所，大きさを確認する。腫瘍が頭頸部の場合，**マスク換気困難**になるようなものではないか，**挿管困難**になるようなものではないかを確認する。
- 上記困難が予想される場合は，指導医へ報告，耳鼻咽喉科とも相談し，気管切開がすぐできるようにスタンバイしてもらう。
- 化学療法後，放射線治療後の場合が多い。化学療法後は，汎血球減少がないかを確認する。放射線治療後の場合は頸部後屈がしづらいことがあるため，マスク換気困難，挿管困難のリスクになるので注意する。
- 気管切開のタイミングなど，手術の順序を確認しておく。
- 皮弁はどこから採取するかを確認する。
- **長時間手術，出血のリスク**も考えられるため，**点滴ルートを複数確保，Aライン挿入しておく**。術野との兼ね合いも確認する。

麻酔導入・術中管理の注意点
- 長時間手術になるため，出血量，尿量を確認し，輸液管理を指導医と相談して行う。
- 気管切開の間は，経口挿管から術野からのチューブに変更になる。術者とタイミングをはかり，チューブトラブルが起きないようにする（気管に切開を入れるタイミングでカフを抜き，チューブを少し引き抜く。気管切開のチューブが入った時点でそちらに人工呼吸器を接続する）。
- 手術中，気管切開チューブは術野側であるため，抜けかけたりカフ漏れ（チューブと気管壁との間の気密性を保つカフがうまく機能しない状態）を起こす可能性がある。そのような場合は，術者に適切に声をかけ，直してもらう必要がある。
- 手巻きになるようならば，点滴ルート，Aライン挿入前に延長しておく。
- 出血が多くなることもしばしばあるため，血ガス測定や採血を適宜行い輸血が必要かを判断する。

4　消化器外科手術

- 消化器外科手術は病院にもよるが，頻度が高い手術麻酔である。
- 昨今，腹腔鏡手術，ロボット支援手術が主流になってきており，よく学んでほしい。

腹腔鏡手術について

- 消化器外科のみならずさまざまな分野で応用されている。
- 創部が小さく，患者の負担が小さいとされている。ただし，手術中は**気腹**するため（腹部に二酸化炭素ガスを充満させ手術すること），**循環動態の変動**が起きやすく，注意が必要である。

術前評価の注意点

- 気腹による血圧変動，呼吸への影響があるため，術前に普段の血圧，呼吸機能に問題がないか確認する。

気腹への影響

循環系	呼吸器系
・静脈還流の減少	・機能的残期量の低下
・腹膜伸展による迷走神経反射（低血圧，徐脈）	・肺コンプライアンスの低下
・逆に腹膜への刺激による血圧上昇	・換気血流比の不均衡
	・二酸化炭素分圧の上昇

- 手術を繰り返していると癒着が強く，手術時間が延びたり，開腹手術に移行する場合があるので手術歴を確認しておく。
- 術後鎮痛をどうするか検討する［硬膜外麻酔，神経ブロック，経静脈的患者自己調節鎮痛（IV-PCA）など］。
- 体位は術中頭低位，砕石位になったり，マジックベッドを使用することがある。術中の体位がどのようになるかを確認する。それによって，循環動態の変動，呼吸への影響も変わってくる。また，神経障害にも注意する（➡ P.14）。

麻酔導入・術中管理の注意点

- 気腹後は，横隔膜が挙上し気管支挿管になりやすい。気管チューブの位置を常に意識し，肺コンプライアンスの変化に対応すること。一般的には，**気腹により気道内圧が上昇し，呼気CO_2が上昇**する。
- そのため，手術中は気道内圧を上げすぎないために**一回換気量を調整**

し，呼気CO_2を排出するために**呼吸回数を増加**させる。
- 気腹開始直後は血圧上昇しやすい。気腹圧が安定すると腹膜伸展による迷走神経反射，静脈還流減少による血圧低下が起こることに注意する。低血圧時は輸液，フェニレフリン，エフェドリンなどの昇圧薬を使用するなど，個別に対応する。
- 気道内圧や呼気CO_2が上昇し続ける場合は，**皮下気腫，縦隔気腫**などの合併症が起きていることがある。そのときは，外科医に速やかに報告して対応しなければならない。改善しないようであれば，開腹手術に移行することもある。

鼠径ヘルニア

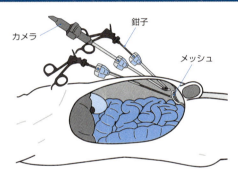

★腹腔鏡手術が増えている

術前評価の注意点
- **嵌頓の既往，頻度**を確認する。
- 開腹手術を繰り返していると癒着が強く，手術時間が延びたり，開腹手術に移行する場合があるので手術歴を確認しておく。

麻酔導入・術中管理の注意点
- バッキング（➡P.128）が起きないよう，TOF比（➡P.33）を確認しながら筋弛緩薬を投与する。
- 腹腔鏡手術の項を参照してほしい（➡P.88）。
- 呼吸，循環管理に注意する。

幽門側胃切除/胃全摘術

	主な再建法	方法	特徴
胃全摘術	ルーワイ法	離断した空腸と食道を吻合後，空腸同士を吻合	術後の食事摂取量が低下する。術後腸閉塞が比較的起こりやすい
幽門側胃切除術	ビルロートⅠ法	残胃と十二指腸を吻合	十二指腸を食物が通り，生理的な流れが保てる。術後腸閉塞になりにくい
幽門側胃切除術	ビルロートⅡ法＋ブラウン吻合	空腸離断せずに残胃と吻合後，空腸同士を吻合	残胃からの食物排出ルートが2つあるため，通過障害が少ない。術後残胃炎が起こりやすい
幽門側胃切除術	ルーワイ法	離断した空腸と残胃を吻合後，空腸同士を吻合	術後残胃炎が少ない。術後腸閉塞が比較的起こりやすい
噴門側胃切除術	食道残胃吻合法	食道と残胃を吻合	十二指腸を食物が通り，生理的な流れが保てる。術後の食事摂取量は比較的多い。術後逆流食道炎が起こりやすい
噴門側胃切除術	ダブルトラクト法	食道と残胃の間に離断した空腸をつなぎ合わせ，空腸同士も吻合	食物は残胃・十二指腸を通るルートと通らないルートの2つがある。手術に時間がかかる。術後内視鏡による残胃の観察が難しい場合がある

（胃がんinfoナビ，より作成）

| | V ローテが始まってから読みたい各科の麻酔 |

術前評価の注意点

- 開腹手術を繰り返していると癒着が強く，手術が困難な場合があるので，手術歴を確認しておく。
- 開腹では傷が大きくなるため**硬膜外麻酔が適応になるか**を判断する（血小板，凝固系を確認する。抗凝固薬，抗血小板薬の内服があるか）。
- 食事摂取できているかなど，**通過障害の有無**を確認する。通過障害がある場合は嘔吐のリスクがあり，導入方法を考える必要がある。場合によっては迅速導入を行う（➡ P.41）。
- 体重減少，貧血はあるかを確認する。
- 術後鎮痛をどうするか検討する（硬膜外麻酔，神経ブロック，IV-PCAなど）。
- 体位を確認すること（砕石位，頭低位など。➡ P.14）。

麻酔導入・術中管理の注意点

- 通過障害がある場合は嘔吐のリスクがあるため，導入方法を考えてマスク換気，挿管を行う。
- 術前に**長期間絶飲食を指示されている患者**もいるため，脱水に注意する。導入により**血圧低下を招きやすい**ので，慎重に行う。血圧低下時は，輸液管理，場合によっては昇圧薬を使用する。
- 通過障害がある場合，硬膜外麻酔は蠕動運動が改善するため，通過障害が改善してからの投与が望ましい。
- 腹腔鏡手術は腹腔内をCO_2で気腹される。
- 気腹開始直後は血圧上昇しやすい。その後，気腹圧が安定すると静脈還流が減り，腹膜伸展による迷走神経反射が起きることがある。その結果，血圧低下が起きやすいため注意する。低血圧時は輸液，場合によっては昇圧薬を使用する。
- 胃手術時には**副交感神経反射が起きる**ことがあり，**徐脈を引き起こす**ことがある。アトロピンで対応する。術者に伝え，手術中断を依頼することもある。
- 筋弛緩薬はTOF比（➡ P.33）を確認しながら適量を投与する。

4

消化器外科手術

91

結腸切除術/低位前方切除術

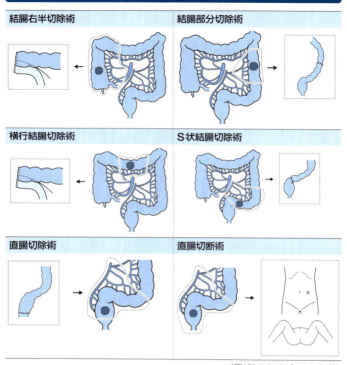

(胃がんinfoナビ．より作成)

★吻合部位を確認する，体位に気をつける（頭低位）

術前評価の注意点

- 開腹手術を繰り返していると癒着が強く，手術が困難な場合があるので，手術歴を確認しておく．
- 開腹で傷が大きくなるため硬膜外麻酔が良い適応となるが，術後鎮痛を判断する（血小板，凝固系を確認する．抗凝固薬，抗血小板薬の内服があるか）．
- <u>通過障害</u>があるかないかを確認する．通過障害がある場合は嘔吐のリスクがあり，迅速導入（➡ P.41）が必要かを検討する．

V | ローテが始まってから読みたい各科の麻酔

麻酔導入・術中管理の注意点

■ **通過障害がある場合は嘔吐のリスク**があるため，導入方法を考えて慎重にマスク換気，挿管を行う。

■ **術前に絶飲食を指示されている患者**もいるため，**脱水**になっている場合がある。導入により**血圧低下を招きやすい**ため，慎重に行う。

■ 通過障害がある場合，硬膜外麻酔は蠕動運動が改善するため，通過障害が改善してからの投与が望ましい。

■ 腹腔鏡手術は腹腔内をCO_2で気腹する。気腹時は血圧変動しやすい。気腹開始直後は血圧上昇しやすく，気腹圧が安定すると静脈還流が減り血圧低下が起きやすいため注意する。血圧低下時は，輸液，場合によっては昇圧薬を使用する。

■ 腸管操作時には副交感神経反射が起きることがあり，徐脈を引き起こすことがある。アトロピンで対応する。術者に伝え，手術中断を依頼することもある。

■ 筋弛緩薬はTOF比（➡ P.33）を確認しながら適量を投与する。

4

消化器外科手術

汎発性腹膜炎手術

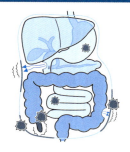

★どこから漏れているかによって
重症度が変わることもある

術前評価の注意点
- **緊急手術**になることが多い。
- **食事，飲水止めがいつか**を確認する。
- 意識状態はどうか，敗血症になっていないか，**バイタル変動**はないか，尿は出ているかを確認する。
- 破れている部分はどこかを術前の検査で把握する。その理由も重要である(腫瘍，憩室炎，胃潰瘍，縫合不全など)。
- 通過障害が起きている可能性があり，迅速導入(➡P.41)に準じて準備する。

麻酔導入・管理の注意点
- 血圧変動を起こす可能性がある。
- **血圧低下に備えて昇圧薬を準備**する。筆者は，まずネオシネジン(α刺激薬)を使用している。
- 敗血症が起きている場合は，**循環管理に難渋する可能性**がある。輸液やノルアドレナリンなどの昇圧薬投与が必要なこともあり，CV挿入することもある。
- また，術後に連続的血液濾過透析(CHDF)やポリミキシンB直接血液浄化療法(PMX-DHP)の導入が考えられる場合は，術中にブラッドアクセスを挿入することもある。
- フルストマックのリスクを考慮し，迅速導入を行う場合がある。
- 最近，迅速導入では筋弛緩薬としてスキサメトニウムではなくロクロニウムを十二分量投与し，素早く挿管し導入することが多い。
- 汎発性腹膜炎になっている場合は，手術しなくては患者の状態は改善しない。**麻酔導入は素早く済ませ手術を開始する**ことが重要である。

食道切除術

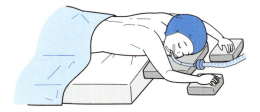

★腹腔鏡手術ではこのように側臥位〜腹臥位になることが多い

術前評価の注意点
- 食道癌患者には，喫煙，アルコール多飲者も多い。**完全に禁煙・禁酒できているか**，呼吸機能・肝機能に異常がないかの確認が必要である。
- 通過障害はないか，食事はとれていたか，アルブミン値は正常かを確認する。
- **癌や浸潤による気管狭窄，偏位はないか**も確認する。
- 術式によって，胸部操作がある場合は**分離肺換気が必要**となる。**呼吸機能が大切**である。長時間の分離肺換気に耐えうるかも考慮する。
- 手術手順，場所を確認する。CV挿入する場合は，挿入箇所を術前に術者と相談しておく。CVが必要かどうかは，術中に循環作動薬を必要とするか，出血量はどうか，術後管理に必要かなど考え，決定する。

麻酔導入・術中管理の注意点
- 胸部操作は開胸だと痛みが強い傾向がある。**鎮痛として硬膜外麻酔がよい選択**となる
- 食事摂取ができていない場合，低アルブミン血症の患者は血管内脱水のことが多い。麻酔導入とともに血圧低下を引き起こすことがあるので，昇圧薬の準備をしておく。
- 気管チューブは，**ダブルルーメンチューブ**（→ P.30）か，**ブロッカー**を使用するかは施設によっても違うため指導医とよく相談する。
- 術後，患者の肺機能，全身状態によって抜管するかどうかが変わる。抜管しない場合は，ダブルルーメンチューブは入れ替えが必要となる。術後は，頸部操作，体位，長時間手術で腫れているため，入れ替えには十分な準備（ビデオ喉頭鏡，エクスチェンジャーを挿入しておくなど），複数人で行うなどする。

肝切除術

術前評価の注意点

■ 腫瘍の位置，大きさを確認する。

■ 肝機能異常があるか，**Child-pugh分類の評価**で確認する。

■ 術前の肝機能評価は重要である。少し古いデータではあるが，外科手術後周術期死亡率はそれぞれ分類Aで10％，Bで30％，Cで82％との報告がある[1]。

■ 凝固異常はないか確認する。異常がある場合は，硬膜外麻酔は行わない。指導医と相談する。

■ 出血が予想される場合は輸血の準備を考慮する。

Child-Pugh分類

ポイント		1点	2点	3点
脳症		ない	軽度	ときどき昏睡
腹水		ない	少量	中等量
血清ビリルビン値（mg/dL）		2.0未満	2.0～3.0	3.0超
血清アルブミン値（g/dL）		3.5超	2.8～3.5	2.8未満
プロトロンビン活性値（%）		70超	40～70	40未満
A	5～6点	B	7～9点	C	10～15点

麻酔導入・管理の注意点

■ 麻酔薬には肝代謝の薬剤も多いので，慎重に投与する必要がある。

■ プロポフォールはその一つである。**長時間投与で覚醒遅延**を引き起こすリスクがある。**BISモニター**（➡P.33）**は必ず装着**する。

■ ロクロニウムは，問題なく使用できるが，**筋弛緩モニターは必須**である。

■ フェンタニルは肝代謝の薬剤で，術後遷延する可能性があるため慎重に投与する。

■ 麻酔維持には，吸入麻酔薬のデスフルランはよい選択となる。

■ レミフェンタニルは非特異的なエステラーゼで代謝されるため，使用しやすい。

■ 出血に備え，ルート確保を行う。Aラインも必要である。CVは症例によって考える。CVPを測定する施設も多い（出血コントロールのため）。

■ 出血予防のため，静脈圧は上昇しないように気をつける。

■ **術中はpringle法を用いる**ことが多い。

■ 出血が多くなった場合は，カウントを待っていては対応が遅れるため，**術野を常に観察し，すぐに対応する**。

MEMO pringle法とは

出血量を減少させるために，肝十二指腸靱帯を鉗子でクランプして肝動脈および門脈系の血流を一時的に遮断する方法のことである。一般的には，15分間クランプして血流を止め，その後5分間解除して血流を戻すというサイクルを繰り返しながら手術を進める。

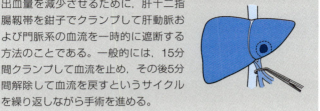

膵切除術

膵頭部	膵頭十二指腸切除 膵頭部および十二指腸と胃の一部，胆嚢，胆管，周囲のリンパ節を同時に切除，再建
膵体部	膵体尾部切除 膵の体部，尾部，脾臓，周囲のリンパ節を同時に切除
膵頭部〜 膵尾部	膵全摘 膵全部と十二指腸，脾臓，周囲のリンパ節を同時に切除，再建

術前評価の注意点

- 切除場所［膵頭部（長時間）か，膵尾部（比較的短時間）か］，腫瘍の大きさを確認する。
- 術式，手術時間はどれくらいかを確認する。
- **長時間手術になることもある**ので，心肺が手術に耐えうるかを確認する。
- 膵臓摘出になるため，術前に**糖尿病の有無**を確認し，糖尿病の場合は血糖コントロールされているかを把握する（→ P.45）。
- なお，糖尿病がなくても術後血糖管理が必要なこともある。

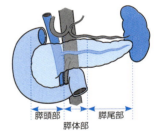

麻酔導入・術中管理の注意点

- 血糖コントロールを厳格に行う。必要な場合はインスリンも使用する。
- 出血に備えるルートを確保する。
- 長時間手術，出血など輸液管理も重要である。尿チェックも忘れない。

文献
1) Mansour A, et al. Surgery 1997; 122 ;730-5. PMID：9347849

5 整形外科手術

- 骨折などで整形外科手術を受ける患者は手術までに臥床が長くなり，**肺血栓塞栓症の多い領域**であることを忘れてはいけない。
- 骨折手術や臥床が長い患者の場合は **Dダイマーを測定**する。高値の場合は，下肢静脈エコー，造影CTなどで確認する。

脊椎手術

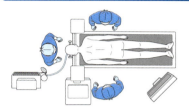
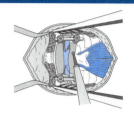

★腹臥位手術のためチューブトラブル，顔面圧迫に注意する

術前評価の注意点
- どこにどのような症状があるかを確認しておく。
- 頸椎の場合は頸部可動が可能か,それにより症状が悪化するかを確認する。
- ハローベストを装着している場合や**頸椎後屈ができない場合は，マスク換気や挿管が困難になる可能性**があるので，適切な準備と対処法を事前に計画する。
- マスク換気が困難な場合には，**ビデオ喉頭鏡（→P.32）の準備**や，麻酔導入前に十分な酸素投与ができるようしっかりと対策する。
- 頸椎手術の場合は，頸部後屈をなるべく避けるため，愛護的にビデオ喉頭鏡を使用することを検討する。
- 厳格な血圧管理を求められることがある状況では，Aライン挿入を考慮する。

麻酔導入・術中管理の注意点

腹臥位：頭部
固定貝の装着

- 血圧管理を厳格に行う。脊椎手術ではしばしば高血圧になり，出血量に影響を与える可能性がある。
- **腹臥位**のため，眼球圧迫，大腿・腓骨・腕神経麻痺，気管チューブトラブル，皮膚障害，下大静脈圧迫による血圧低下などに注意する（→P.14）。

- 体位変換は外科医と声を掛け合って、点滴やモニター装置、尿道バルーンなどが誤って抜けないように注意深く行う。
- 手術中に術野で神経刺激モニタリング（→ P.33）を行う場合があるため、筋弛緩薬使用時は筋弛緩モニターを使用する。この点は手術前に確認しておくこと。

関節手術

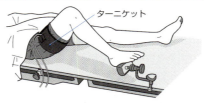

ターニケット

★ターニケットを使用する場合はターニケットペインに注意する

- 関節手術は、高齢化社会である昨今、ポピュラーな手術の一つである。麻酔科研修医がまず麻酔をかける症例になりやすい。

術前評価の注意点
- 高齢者の患者が多く、**合併症を多くもっている場合**もまれではない（肥満、糖尿病、高血圧、貧血、脳血管・冠動脈疾患など）。
- 術前の症状を把握する。
- 術前に、患者の合併症を把握し、個別に管理する。

麻酔導入・術中管理の注意点
- 骨からの出血が多くなることがあり、出血量、術前の血算に応じて対応する。
- 血圧管理を厳格に行う。
- 鎮痛には神経ブロックを行うこともある。

骨折手術

術前評価の注意点
- 骨折理由が転倒であれば、**転倒時の記憶があるかを確認**する。記憶がない場合は、脳疾患、心血管疾患が隠れていることがあるため注意する。
- 患者は高齢者も多く、合併症の管理も重要となる。
- 骨折部位と種類を評価し、どのような術式になるかを考える。

- 骨折部位からの出血で貧血が進んでいる場合は，外科医と相談し，術前に輸血が必要かを検討する。また，手術中の輸血が必要になる可能性も考慮し，準備する。
- <u>臥床が長い場合は深部静脈血栓のリスクが高くなる</u>ので術前に評価する。

麻酔導入・術中管理の注意点
- 骨折部位，手術内容によって体位・ルート確保などが変わるため，個別対応が必要となる。
- 手術部位以外でのルート確保が必要であるのはもちろん，体位も考慮する。
- 術前の状況にもよるが，出血量が多くなる場合は輸血が必要なこともある。
- **深部静脈血栓がある場合は，肺塞栓（→ P.142）が起きないかよく確認する。**

肩手術

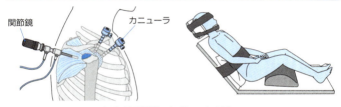

★座位手術になることが多い

術前評価の注意点
- 体位が<u>座位</u>となる場合も考慮して，ルート確保を考える。
- 座位の場合は無理な体勢ではないかを確認し，脳血流が下がらないように注意する。

麻酔導入・術中管理の注意点
- 座位の場合は，角度によって点滴の落ちが悪くなることがあるため注意深く監視する。
- 体位による腹部や，坐骨圧迫などに注意する。
- 肩の手術は，手術のアクセスを容易にするために患者をベッドの端ギリギリに移動させることが多い。ベッドからの落下に注意し，固定具などを適宜使用する。
- 気道狭窄を防ぐため，気道内圧やチューブトラブルがないかを確認する。
- 座位では血圧低下のリスクが高まるため，血圧管理に注意する。

V ローテが始まってから読みたい各科の麻酔

6 泌尿器科手術

■ ロボット支援下での手術が増えてきている。また，腹腔鏡手術も多い。ロボット支援下手術により，出血が激減し手術時間も短縮された。傷も小さくなっている。腹腔鏡の注意点に加え，その他の注意点について説明する。

経尿道的前立腺切除術（TUR-P）/経尿道的膀胱腫瘍切除術（TUR-bt）

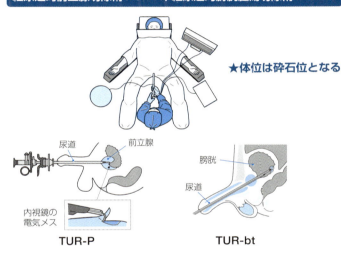

★体位は砕石位となる

TUR-P   TUR-bt

■ 経尿道的手術は灌流液を流しながら手術をするため，TUR症候群に注意する。灌流液に何を使うかが重要となる。

> **MEMO　TUR症候群とは**
>
> 手術時に切除部分から灌流液が体内に吸収されることで血液が希釈され，低張性低ナトリウム血症と低浸透圧を引き起こす合併症のことをいう。
> 症状としては，嘔気，嘔吐，血圧低下，意識障害などがあり，全身麻酔中の場合，意識障害などの症状に気づかれにくく診断が遅れることがあるため，バイタル，採血をするなど注意が必要である。最近では，生理食塩水で還流されることが多くなり，TUR症候群は減りつつある。

術前評価の注意点

■ 腫瘍や前立腺の大きさ，腫瘍の位置を確認すること（**閉鎖神経ブロック**が必要なことがあるため，術者と相談しておく）。

■ 脊髄くも膜下麻酔で行われる場合が多く，適切な体位がとれるか，脊髄の彎曲はないかなどをX線上でも確認しておく。

■ 手術中に安静が保てるかも確認し，場合によっては，鎮静が必要な場合もあるので，指導医師とよく相談する。

■ 使用する灌流液の種類についても手術室に確認しておく。

麻酔導入・術中管理の注意点

■ 側臥位（➡ P.14）で，脊髄くも膜下麻酔（➡ P.20）を行う。麻酔後は血圧低下が引き起こりやすいため，こまめな血圧測定，モニター観察を行う。

■ 脊髄くも膜下麻酔施行後，レベルチェックを行い，麻酔レベルが問題ないか確認する。

■ TUR症候群が起きてないか，意識レベルも確認する。

■ TUR-btの場合，尿管口周囲の膀胱腫瘍を電気メスで切除するときに，刺激により閉鎖神経の興奮が誘発され，大腿内転筋群の急激な単収縮が生じることがある。この急激な大腿内転筋群の単収縮は，手術の妨げなったり，膀胱穿孔という不測の事態となったりするため，電気切除を施行する部位によっては，脊髄くも膜下麻酔と併用して閉鎖神経ブロックが必要なことがある。

ロボット支援下前立腺切除術

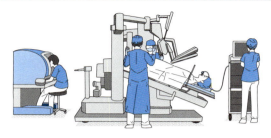

★頭低位となるので気道内圧に注意

術前評価の注意点
- 前立腺腫瘍の大きさ,尿は出ているか,腎機能異常がないかを確認する。
- 肥満はないかも確認する。
- ロボット支援下前立腺切除術は,**気腹,頭低位**(→ P.14)となり,**気道内圧の上昇,無気肺,血圧変動などが起きやすい。顔面浮腫による気道浮腫にも注意する。**
- 呼吸器合併症がないか,確認しておく。
- 出血のリスクがあるため,貧血がないか確認しておく。

麻酔導入・術中管理の注意点
- 頭低位,気腹による気道内圧上昇,無気肺,血圧変動を注意深く監視し,問題が起きた場合は素早く対応する。
- 頭低位にさらに気腹することにより,**横隔膜挙上による機能的残気量の低下,無気肺**が起こりやすくなる。また,気道内圧は上がり,気管チューブが片肺換気にならないかも気をつける。
- 無気肺が起きやすいため,呼気終末陽圧(PEEP)は推奨されるが,気道内圧にも注意する。
- 成書には,気腹により静脈還流が減り,低血圧が起こると書かれていることが多いが,むしろ,臨床的には腹膜の刺激による血圧上昇が一般的である。
- 出血に素早く対応する。

腎摘出術

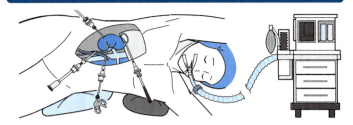

★側臥位の体位を取るときにトラブルを起こさないように注意する

術前評価の注意点
- 腎摘出術は腹腔鏡で行われることが多くなった。
- 腎腫瘍の位置(左右)，大きさ，腎摘出術なのか部分摘出術なのか，術式を確認する。
- **体位は，腎体位**(側臥位➡P.14)となる。
- 腎臓は血流豊富な臓器の一つであり，出血のリスクも考慮する。

麻酔導入・管理の注意点
- **出血のリスク**を考え，静脈ライン確保，場合によってはAラインも挿入する。
- 体位は腎体位(側臥位，折り曲げ)のため，外科医と相談しながら体位をとる。
- 患者は意識がないので，側臥位による神経障害が起きないように外科医，看護師ともに慎重に体位をとることを忘れない。

膀胱全摘術

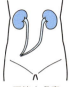
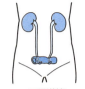
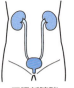

尿管皮膚瘻　　　　回腸導管　　　　回腸新膀胱

★尿路変更を含めた術式を確認する（手術時間が変わる）

- 泌尿器科手術はロボット手術が主流になっており，膀胱全摘術もその一つである。

術前評価の注意点
- 腎機能異常はないかを確認する。尿路変更による腎機能の変化に注意する。
- 術式を明確にし，**尿路再建がどのように行われるのか**（回腸導管や尿管皮膚瘻など）を確認する。
- 硬膜外麻酔を併用するのか検討する。
- 出血のリスクを考慮し，貧血の有無や輸血の必要性を検討しておく。

麻酔導入・術中管理の注意点
- 筆者は，静脈麻酔，硬膜外麻酔を併用していることが多い。
- ロボット麻酔では気腹による血圧変動に対応できるよう準備しておく。
- 出血のリスクがあるため，輸液回路を温める装置を準備しておき，輸血に備える。
- **頭低位**になることが多く，**頭頸部浮腫による気道浮腫，気道内圧に注意する**。抜管後も注意が必要である。
- 頭低位にさらに気腹することにより，**横隔膜挙上による機能的残気量の低下，無気肺が起こりやすくなる**。また，気道内圧は上がり，気管チューブが片肺換気にならないかも気をつける。
- $EtCO_2$ が上昇し続ける場合は，皮下気腫が広がっていることもあるため，チェックを怠らない。

[Advanced] 腎移植術

- 下図からもわかるように，わが国では，**生体腎移植が多い**のが現状である。
- 生体腎移植の場合，手術はドナー側の手術が先行し，腎臓が摘出される少し前にレシピエントの手術も開始される。腎臓がすぐにレシピエントに移植できるようにするためである。
- 腎不全患者の麻酔については，P.59〜も参照してほしい。

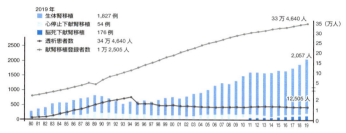

(日本移植学会．ファクトブック 2020．p.34．
https://www.asas.or.jp/jst/pdf/factbook/factbook2020.pdf． より引用)

術前評価の注意点

- 生体腎移植は，**①ドナー（提供する側），②レシピエント（提供される側）の麻酔が必要**である。

①ドナー

- 一般的な術前検査，腎機能に問題がないかを確認する。
- 感染症の有無も確認する。

②レシピエント

- 透析患者のため腎不全の麻酔に注意する。
- 腎不全になった<u>原因</u>を確認する。
- <u>**シャントが左右どちらにあるか，透析状況，尿量，ドライウェイトの量**</u>を確認する。
- 普段の**1日の飲水量**を確認する。
- 採血で電解質バランス，貧血，その他の疾患はないかを確認する。
- 感染症の有無，特に，口腔内の感染症もないかを確認する（周術期に免疫抑制薬を使用するため）。
- 糖尿病が原因で透析になったケースが多いため，脳血管障害，冠動脈疾患がないかも確認する。

麻酔導入・術中管理の注意点

①ドナー

- 最近は腹腔鏡下で行うことが多く，術後開腹も早い。可能な限り侵襲的なものは避けるようにする。麻酔は，全身麻酔となる。

②レシピエント

- 周術期に免疫抑制薬を使用することを念頭に置いて麻酔をする必要がある。
- 挿管，ルート確保（静脈確保，中心静脈確保，Aラインともに）一つ一つの手技を清潔に心がける。
- 出血に対応できるよう点滴ルートを確保する。
- 血管操作が加わるため，循環動態は変動しやすい。**腎血流保持に努める必要があり，血圧管理を厳格に行う。**
- **手術前日に透析を行い**，カリウム高値にならないようにする。輸液は**原則1号液を使用する**が，**脱水や出血を考慮**し，血ガス測定を行いながら輸液管理する。
- 腎移植後は，腎血流保持のため低血圧を避ける。必要に応じてマンニトールなどの利尿薬を使用する。
- 施設によって，順序や注意すべき点が異なるため，術前に必ず指導医と相談しておく。

[Advanced] 褐色細胞腫

- 褐色細胞腫は，副腎髄質や傍神経節の腫瘍でカテコラミンの過剰分泌を呈する疾患。
- 多くは良性腫瘍で摘出手術で治癒するが，約10%は骨，肝などに転移する悪性腫瘍である。
- 高血圧患者の0.1〜0.2%程度に存在すると考えられている。
- 多発性内分泌腫瘍症（MEN）2型やvon Hippel Lindau病は，遺伝性褐色細胞腫に合併することが知られている。
- **術前からの血圧管理が重要**となる。

術前評価の注意点

- 患者の普段の血圧値を確認し，必要に応じてホルモンレベルを測定する。**メタネフリン，アドレナリン，ノルアドレナリンの値**が高いかどうかを評価する。
- 高血圧，頻脈，不整脈や動悸，狭心症の有無を確認する。
- **血圧管理されているか，内服（α遮断薬など）しているか**を確認する。
- 腫瘍の位置と大きさを確認し，血管障害や他の合併症がないかを調べる。
- 患者が普段服用している薬（特にα遮断薬やβ遮断薬）の使用状況を確認する。
- 術前には十分な循環血液量を回復させるために，**適切な輸液や水分摂取を行う**。これは，腫瘍摘出後に低血圧が生じるリスクを低減するために重要である。

麻酔導入・術中管理の注意点

- 急激な血圧変動に対応できるように，降圧薬，昇圧薬の投与ルートを確保する。Aラインは血圧管理のためにも必須となる。
- 硬膜外麻酔の併用は有用である。
- 麻酔導入，**腫瘍操作**などの刺激により**急激な高血圧，反射性徐脈，または頻脈，不整脈，心不全，血管障害が起こる可能性**がある。また，**腫瘍摘出後は低血圧に陥ることがある**。
- 腫瘍への血流遮断後はカテコラミン減少による相対的循環血漿量の低下が起こるため，十分な輸液管理が重要である。
- 血圧上昇にはフェントラミン，Ca拮抗薬，頻脈にはβ遮断薬，昇圧薬にはエフェドリン，ネオシネジン（フェニレフリン塩酸塩）などを使用する。
- 術後は安定するまでICU管理とする。

V ローテが始まってから読みたい各科の麻酔

7 産婦人科手術

帝王切開術（予定）

術前評価の注意点
- 帝王切開になる理由を必ず把握しておく（双胎，既往帝王切開，骨盤位，母胎側の理由か胎児理由かなど）。
- **胎盤の位置**は問題ないかを確認する。
- **胎児発育**に問題ないか，妊娠週数や予想される胎児の体重を把握する。
- **出血のリスク**はないかを確認する。
- **患者が肥満でないか**，またある程度の時間，安全に仰臥位になれるかを確認する。
- 脊髄くも膜下硬膜外併用麻酔（CSEA ➡ P.19）を行う際には，**患者がどの向きで側臥位になるのが適しているか**を検討する。

麻酔導入・術中管理の注意点
- CSEAが選択されることが多い。
- 可能な範囲で側臥位になってもらう（妊婦はお腹が大きいため，体位をとりにくい）。
- 硬膜外麻酔→脊髄くも膜下麻酔の順で行う。
- 特に妊婦は**仰臥位で下大静脈を圧迫し血圧低下が起こりやすい**。脊髄くも膜下麻酔による低血圧になりやすい。
- **十分な輸液，また血管作動薬（エフェドリン，フェニレフリンなど）**の準備をしておく。
- 左側臥位にすることにより，下大静脈圧迫を解除することにより低血圧が改善することがある。
- 帝王切開術は出血が多くなる場合もある。
- 細胞外液輸液や代用血漿剤の準備をする。可能な限り，輸液で対応することが望ましい。

109

帝王切開術（緊急）

■ 予定帝王切開と緊急帝王切開では，麻酔，母体，胎児の状態が異なるので注意する。

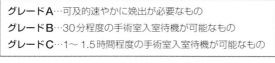

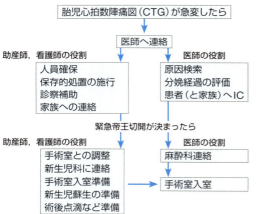

[日本産婦人科医会ウェブサイト．https://www.jaog.or.jp/lecture/18-ステップアップ6（有害な一過性徐脈の出現4）/．図5．より引用改変]

■ 図の通り，**グレードA**は母体もしくは胎児，またはその両方が非常に危険な状態にあるため，**手術決定から30分以内で迅速に児の娩出を目指す必要がある。**
■ 一刻を争って帝王切開を行うため，CSEAに時間を確保できない場合は，全身麻酔となる。
■ ここでは，グレードAの全身麻酔の帝王切開について説明する。

術前評価の注意点
■ グレードAは前述の通り，緊急度が高く，すべての手術の中で一番を争うと言っても過言ではないほど素早い患者把握，麻酔導入，手術開始，胎児娩出が必要となる。
■ 産婦人科医から「グレードA帝王切開です」と連絡がきたら，可能であれば**麻酔科医複数人**で準備する。

Ⅴ ローテが始まってから読みたい各科の麻酔

■ 患者到着までの数分間で患者状態（身長，体重，食事摂取，ルート確保されているか，なぜ緊急帝王切開なのか，胎児は何週なのか）をカルテで確認し，麻酔準備を同時に行う。

麻酔導入・術中管理の注意点

■ 患者到着と同時に麻酔科医，産婦人科医，看護師などのスタッフ全員でモニター装着，<u>確実な点滴確保</u>をする。

■ 患者がパニックにならないような配慮も十分行う。

■ 麻酔方法，使用する麻酔薬を患者によって素早く決め，対応する。

■ 薬剤は，プロポフォール，チオペンタールは単回投与では使用できる。筋弛緩薬は，<u>ロクロニウムは胎盤通過性が低いため，安全に使用できる。吸入麻酔薬1MAC以下であれば，出血増加への影響は少ないと考えられる</u>。オピオイドは胎盤通過性が高いため胎児娩出後であれば，母乳移行性を考えながら使用する。

■ 麻酔導入と同時に産婦人科医師には手洗い，患者消毒を依頼し，手術可能な状態でスタンバイしてもらう。

■ 麻酔導入は<u>フルストマックとして扱う</u>。十分な酸素投与，十分な輸液を行い，一般的には静脈麻酔で麻酔し，気道確保は気管挿管を行う。

■ 患者が確実に意識を消失し，気管挿管ができたと同時に，手術を開始する。

■ 大量出血のリスクがあるため，予定帝王切開と同じように注意する。

子宮全摘術

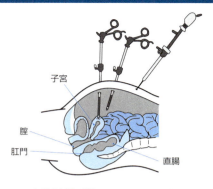

★腹腔鏡手術になることが多い

術前評価の注意点
- 疾患名を確認する（子宮筋腫などの良性疾患なのか，悪性腫瘍なのか）。
- 腫瘍の大きさ，易出血性かを確認する（子宮は血流豊富な臓器であり，出血しやすい）。
- 巨大腫瘍の場合は，通過障害によるフルストマックと考え，導入を慎重に行う。

麻酔導入・術中管理の注意点
- 出血のリスクを考え，静脈ライン，さらにAラインが必要なことがあるので注意する。
- 腹腔鏡手術が増えており，腹腔鏡手術に準ずる（→ P.88）。

卵巣摘出術

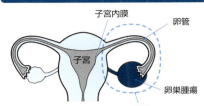

★卵巣腫瘍の大きさに注意する

術前評価の注意点
- 卵巣腫瘍は，腹腔内を占めるほど巨大なものがある。腫瘍の大きさ，画像上は腫瘍の種類がないかを確認する（良性，悪性）。
- 悪性の場合は，その他の子宮摘出術など追加手術がないかを確認する。

麻酔導入・管理の注意点
- 巨大卵巣腫瘍の場合は，フルストマックとして扱う。
- 巨大な場合は，下大静脈が圧迫されて血圧変動を起こしやすくなるため，バイタル変動に注意する。
- 腹腔鏡手術が増えており，腹腔鏡手術に準ずる（→ P.88）。

卵巣茎捻転手術

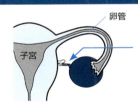

★卵巣固有靱帯がねじれている

術前評価の注意点
- 卵巣茎捻転は緊急手術になることが多い。
- 腫瘍の大きさ，腹痛が起きた時間など確認しておく。
- 緊急手術の場合は，最終飲食時間を確認する。

麻酔導入・術中管理の注意点
- 緊急手術の場合はフルストマック扱いで導入する。
- 腹腔内で出血していることもあるため，バイタル変動に注意する。
- 腹腔鏡手術が増えており，腹腔鏡手術に準ずる（→ P.88）。

8 眼科手術

斜視手術

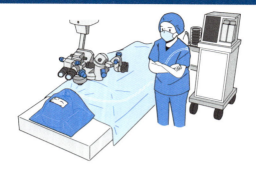

★このように気管チューブが見えにくくなる

術前評価の注意点
- 小児の場合が多く，その他の奇形はないかを確認する。
- 斜視患児の場合は，悪性高熱のリスクに注意する。既往がないかを確認する。

麻酔導入・管理の注意点
- 斜視手術は，眼球を圧迫しやすく**眼球反射による徐脈が起きやすい**。徐脈が起こった際は，**アトロピン**を投与すると同時に術者にも伝え，いったん手術を中断し，**眼球圧迫を解除してもらう**ことが必要な場合もある。
- 眼科手術では，デッキが顔にかかってしまうため，チューブが常時見られる状況ではなくなってしまう。また，術野と気管チューブが近いため，**チューブトラブル**が起きやすい。
- **デッキの下に空間を作り，覗けるようにする**。また，モニターをしっかり観察し，気管チューブが折れ曲がっていないかなど，注意しておく必要がある。
- **悪性高熱にも注意する**（→ P.141）。体温，EtCO$_2$，脈拍数を確認する。
- 悪性高熱が疑われたときは，躊躇せずダントロレンを使用する。

114

V ローテが始まってから読みたい各科の麻酔

その他（白内障/硝子体手術など）

術前評価の注意点

■ 眼科手術は一般的に局所麻酔での手術が多い。ただし，認知症や発達障害などで**安静が保てない，治療恐怖症，重度の高血圧**などのさまざまな理由で全身麻酔になる症例もある。

■ 患者特有の理由を確認し，個別に対処する必要がある。

麻酔導入・術中管理の注意点

■ 手術恐怖症の場合は，麻酔導入ではなるべく緊張をさせないためにも，素早い導入を心がける。

■ 斜視手術と同様，眼科手術では，デッキが顔にかかってしまうため，チューブが常時見られる状況ではなくなってしまう。

■ また，術野と気管チューブが近いため，**チューブトラブル**が起きやすい。

■ **デッキの下に空間を作り，覗けるようにする。**

■ また，モニターをしっかり観察し，気管チューブが折れ曲がっていないかなど，注意しておく必要がある。

9 心臓血管外科手術

- 麻酔科研修医が心臓血管麻酔をかけることはまれであるため，詳しい術式や麻酔方法については省く．ただし，大動脈瘤手術は指導医とつく場合があるため説明する．

腹部大動脈瘤/胸部大動脈瘤ステント挿入術

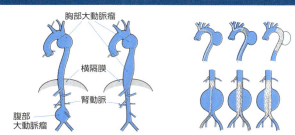

★動脈瘤の位置を確認する

- 麻酔科研修医が心臓血管麻酔でかけるならば，本手術からのことが多い．

術前評価の注意点
- 大動脈瘤の場所（腎動脈上か下か），大きさ，破裂の危険性の評価，ステント挿入位置を把握しておく．
- その他の<u>血管障害（脳血管障害，冠動脈疾患）を合併していないか</u>を確認する．
- 通常時の血圧，コントロールは良好か確認する．

麻酔導入・管理の注意点
- **血圧管理が重要である．高血圧による破裂を防ぐ．**
- 低血圧も脳梗塞，心筋梗塞などのリスクが上がるため，通常の血圧を意識して麻酔する．発生した場合は，輸液，昇圧薬を使用して素早く改善させる．
- 導入前にAラインを挿入し，血圧を観察しながら血圧管理することが望ましい．
- 挿管は十分に鎮痛，鎮静，筋弛緩が効いてから行う．
- 出血のリスクがあるため，十分な輸液ルートを確保する．
- ヘパリン，プロタミンを使用する．**ACTを測定する**ため，事前に測定方法を確認しておく．

| V ローテが始まってから読みたい各科の麻酔 |

10 呼吸器外科手術

■ 呼吸器外科術は分離肺換気を行うために，**ダブルルーメンチューブ，ブロッカー**などのチューブを使用する。

■ ダブルルーメンチューブは一般的な目安として，男性は35～37Fr，女性は32～35Frを使用するが，体格，気管の太さをCTや胸部X線で測り，適切なチューブサイズを使用する。

■ ダブルルーメンチューブには左用，右用があり，腫瘍の場所など用途によって使い分ける。**一般的には左用を使用する**。

■ 無理に挿管すると気管を傷つけることがあるため，挿入困難など難しそうであればワンサイズ下げるとうまくいくこともある。

> **MEMO** ○Fr÷3＝外径mmとなる
>
> （例）
> 32Fr：外径10.7mm　　35Fr：外径11.7mm
> 37Fr：外径12.3mm　　39Fr：外径13mm

■ 気管チューブの挿入後，一般的にファイバーで見ながら位置を決めるため，気管支の解剖が頭に入っていることが前提となる。位置決めはとても重要である。

■ 位置が適切な場所にない場合は，**換気不全を起こしかねない**。

■ 体位は一般的に**側臥位**である。手が上になる側に点滴やAラインがあると点滴の落ちが悪くなったり，波形が出にくくなる場合があるため，なるべく下の手にラインを取るようにするとよい（静脈ラインを2本取る場合は両手にとることが多い）。

■ 体位変換後は忘れずにもう一度，ファイバーで位置を確認する。

■ 分離肺換気中は健側のみでの換気になるため，低酸素に陥ることがある。そのため，分離肺換気になる前から慎重に対処する必要がある。

■ **健側のみでの換気となるため気道内圧が上昇する**。換気量の調節（6mL/kgを目安に肺コンプライアンスを考え調節する），酸素濃度を上げる，無気肺予防に**PEEPをかける**などで対処する。

■ 人間の肺毛細管には**HPV（hypoxic pulmonary vasoconstriction）**という機構があり，低酸素濃度の肺胞の肺血管が収縮してその肺胞に流れる血流を減少させている。そのため，その機構が働き始めるまで，低酸素への対応が必要となる。

- 静脈麻酔はHPVを抑制しにくいため,分離肺換気手術では静脈麻酔が推奨されるが,吸入麻酔薬が使われることもある。
- 分離肺換気している間に,酸素飽和度が改善した場合は,この機構が働いて貢献していることが多い。
- 肺切除後は漏れ(リーク)がないか,テストを行う。両肺換気にして,外科医とコンタクトをとりながら,まず15mmHg程度の圧をかける。タイミングを合わせながら,リークがなければ20mmHgに上げてリークをみることもある。

大まかな挿入の流れ

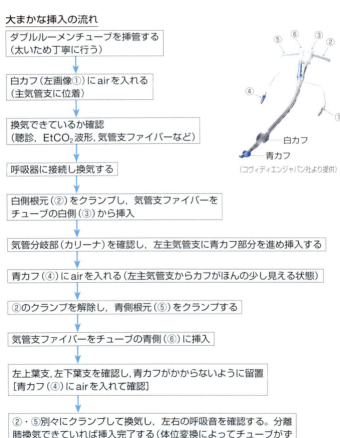

(コヴィディエンジャパン社より提供)

```
ダブルルーメンチューブを挿管する
(太いため丁寧に行う)
    ↓
白カフ(左画像①)にairを入れる
(主気管支に位着)
    ↓
換気できているか確認
(聴診,EtCO₂波形,気管支ファイバーなど)
    ↓
呼吸器に接続し換気する
    ↓
白側根元(②)をクランプし,気管支ファイバーを
チューブの白側(③)から挿入
    ↓
気管分岐部(カリーナ)を確認し,左主気管支に青カフ部分を進め挿入する
    ↓
青カフ(④)にairを入れる(左主気管支からカフがほんの少し見える状態)
    ↓
②のクランプを解除し,青側根元(⑤)をクランプする
    ↓
気管支ファイバーをチューブの青側(⑥)に挿入
    ↓
左上葉支,左下葉支を確認し,青カフがかからないように留置
[青カフ(④)にairを入れて確認]
    ↓
②・⑤別々にクランプして換気し,左右の呼吸音を確認する。分離
肺換気できていれば挿入完了する(体位変換によってチューブがず
れることがあるため,体位変換後も気管支ファイバーで確認する)
```

気胸

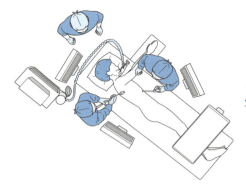

★体位は側臥位，分離肺換気となる

術前評価の注意点
- 気胸の回数を気胸手術歴と合わせて確認する。
- 胸部X線，CTなどで場所，程度を確認する。
- **胸腔ドレーンが入っているかを確認する**（入っていない場合は，陽圧換気になると気胸が広がり**緊張性気胸になる危険性**がある）。
- 胸腔ドレーンが入っている場合は，先端がどこにあるか，現在も漏れがあるか，肺の広がりも確認する。
- 気胸の原因を確認する（自然気胸，外傷，肺気腫ブラによる気胸，月経随伴性気胸など）。
- 分離肺換気に耐えうるか，呼吸機能も確認しておく。
- Hugh-Jones分類で評価する（➡ P.38）。
- **虚脱時間の長さ**を確認し，長い場合は，肺を膨らませたときに**再膨張性肺水腫のリスク**になるので注意する。
- 再膨張性肺水腫とは，虚脱した肺が急速に再膨張したときに生じる肺水腫である。

麻酔導入・術中管理の注意点
- 胸腔ドレーンが入っている場合は，分離肺換気を急ぐ必要はないが，**入っていない場合は陽圧換気で気胸が再発し，緊張性気胸になること**もあるため，急いで導入する必要がある。
- 胸腔ドレーンが入っていない場合は，外科医と相談し挿管後直ちに分離肺換気する。

肺葉切除術

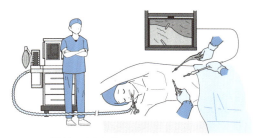

★体位は側臥位，分離肺換気となる

術前評価の注意点

- 腫瘍の位置，大きさ，術式を胸部X線，CTなどで確認。
- 呼吸機能検査，血ガス，Hugh-Jones分類（⇒ P.38）など総合的に分離肺換気に耐えうるか，術後の生活レベルに耐えうるか，呼吸機能も確認しておく。
- その他の呼吸器障害，喘息，肺気腫，ブラの有無，喫煙している場合は**禁煙できているか**などを確認しておく。
- 術後のリハビリを考え，**疼痛管理が大切**となる。一般的には硬膜外麻酔を併用することが多いため，硬膜外麻酔が可能か，採血，内服薬のチェックを行う。

麻酔導入・術中管理の注意点

- 肺葉切除の場合，血ガスを頻回に測定する可能性があり，Aラインを挿入することが多い。
- 分離肺換気を行う場合は，呼吸器設定を確認し，FiO_2はいったん高めに設定して安定してから徐々に下げる。健側にはPEEPをかけておく。
- 換気がうまくできなくなったときは，まず，酸素濃度を高くし酸素飽和度を保つ。ファイバーで位置を確認し，痰が多い場合は吸引して取り除く。それでも酸素飽和度が保てない場合は，術者と相談し，両肺換気に戻す。また，ジェットを考慮してみる。指導医と相談する。
- 呼吸器手術は<u>呼吸外科医とのコミュニケーション</u>が**重要**となる。
- 手術中はTOF比（⇒ P.33）を確認し，**筋弛緩薬を適量投与**する。
- 手術終了時に両肺換気となった場合，患側肺を加圧するときに<u>**再膨張性肺水腫のリスク**</u>に注意する。

縦隔腫瘍手術

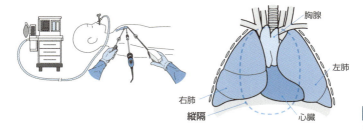

★体位は仰臥位もしくは半側臥位となる。左右どちらからのアプローチか確認する

術前評価の注意点
- 腫瘍の場所，大きさ，肺を圧迫してないか，無気肺はないかを確認する。
- 場所によっては，気管や血管圧迫所見があるかも確認する。
- 腫瘍の種類を確認する。胸腺腫の場合は，重症筋無力症を合併しているかを確認する。
- 合併している場合は，筋弛緩薬の効果が増強，延長することがあるので，筋弛緩モニターで確認しながら，筋弛緩薬を使用する。
- 縦隔腫瘍の場所によっては仰臥位で手術を行うため，体位を確認する。
- 仰臥位での分離肺換気は健側にも無気肺を作りやすくなり，酸素飽和度の低下をもたらすことがあるため，体位は重要となる。
- 呼吸機能検査，血ガス，Hugh-Jones分類（➡P.38）など総合的に分離肺換気に耐えうるか，術後の生活レベルに耐えうるか，確認しておく。
- 分離肺換気が必要か，左右どちらの胸部からのアプローチかも確認する。

麻酔導入・術中管理の注意点
- 肺，気管支圧迫がないか，ある場合は，慎重な導入が必要となる。
- 肺の圧迫による無気肺がある場合は，圧迫をなるべく解除するため頭高位での導入も考慮する。
- 分離肺換気になることが多く，全静脈麻酔で行うことが多い。硬膜外麻酔もよい適応となる。
- 手術中は筋弛緩モニター（➡P.33）を確認し，筋弛緩薬を適量投与する。
- 手術終了時に両肺換気となった場合，患側肺を加圧するときに再膨張性肺水腫のリスクに注意する。
- 出血に対応できるように準備する。

[Advanced] 肺全摘術

部分切除	区域切除	肺葉切除	肺全摘除
(縮小手術)		(標準手術)	

★術式を事前に確認しておくこと

術前評価の注意点

■ 患側の肺を全摘する手術となる。

■ 肺高血圧をまねくことがあり，肺動脈楔入圧（PAWP）を測定する場合があるため，術前に外科医とよく相談しておく。

■ 術前には，心エコーなどで**肺高血圧はないことを確認**しておく。

■ 出血のリスクもあるため，的確な静脈確保，Aライン挿入が必要である。

■ 呼吸機能検査，血ガス，Hugh-Jones分類（➡ P.38）など総合的に分離肺換気に耐えうるか，**術後は片肺となる**ため，術後の生活レベルに耐えうるか，呼吸機能も確認しておく。

■ ダブルルーメンチューブの左用，右用にするかは，腫瘍の場所，大きさなど踏まえ外科医と相談しておく。

麻酔導入・術中管理の注意点

■ ダブルルーメンチューブ挿入後は，必要であれば，肺動脈楔入圧カテーテル（商品名：スワンガンツ・サーモダイリューション・カテーテル）を挿入し，肺動脈圧を確認しながら全身麻酔を行う。

Ⅵ

トラブルシューティング

　麻酔中に起こりうるトラブルとその原因・対処法をまとめました。血圧変動，SpO$_2$低下，モニター異常など，よくある問題から人的エラーまで取り上げています。

　緊急時にも冷静に対応できるよう，事前に押さえておきましょう。

1 急激な血圧低下

■ 麻酔中に起こりうるトラブルのうち，一番に上がるほど頻度が高い。
■ 闇雲に昇圧薬を投与するのではなく，低血圧の原因を考えて対処する。
■ **血圧＝心拍出量×体血管抵抗**であることをまずは押さえておく。

麻酔薬による心収縮力抑制，血管拡張

■ 血圧低下は全身麻酔によりしばしば起きる。特に，急激な麻酔薬投与により麻酔導入中に起こりやすい。

術前脱水

■ 術前は絶飲絶食時間があり，脱水になりやすい状況である。そのため，昨今はERASが盛んに行われている（➡ P.11）。
■ 血管内脱水は，術前絶飲絶食以外に，低アルブミン血症でも起きやすいため注意が必要である。このとき，脱水を補正せずに昇圧薬を連投するようなことは避けなければならない。血管内脱水にもかかわらず**闇雲に昇圧薬を投与すると**，場合によっては不整脈や冠動脈疾患を引き起こし，**心停止になることもある。**

出血

■ 出血が多くなると低血圧を引き起こす。徐々に頻脈になり，その後出血が続く場合，**早急に対応**しなければ血圧が保てなくなる。
■ 出血量だけではなく，患者の状況，バイタル，採血など総合的に考え，早急に対応しなければならない。

輸液，輸血の目安

■ 出血量を確認し，随時採血しながら早期に対処する。

循環血漿量	対処
20%以下の出血	出血量に応じ細胞外液の補充
20%〜40%の出血	細胞外液，人工膠質液の補充，赤血球濃厚液の補充
40%〜90%の出血	細胞外液，人工膠質液の補充，赤血球濃厚液の補充，アルブミン製剤の補充
90%以上の出血	細胞外液，人工膠質液の補充，赤血球濃厚液の補充，アルブミン製剤の補充，新鮮凍結血漿の補充
循環血漿量を超える出血	細胞外液，人工膠質液の補充，赤血球濃厚液の補充，アルブミン製剤の補充，新鮮凍結血漿の補充，血小板濃厚液の補充

使用頻度の高い輸血用血液成分製剤

【採血国：日本】【採血方法：献血】

	赤血球製剤				血漿製剤		血小板製剤
販売名	照射赤血球液-LR「日赤」		赤血球液-LR「日赤」		新鮮凍結血漿-LR「日赤」120	新鮮凍結血漿-LR「日赤」240	照射濃厚血小板-LR「日赤」
一般名	人赤血球液				新鮮凍結人血漿		人血小板濃厚液
略号	Ir-RBC-LR-1	Ir-RBC-LR-2	RBC-LR-1	RBC-LR-2	FFP-LR120	FFP-LR240	Ir-PC-LR-10
包装	血液200mLに由来する赤血球1袋	血液400mLに由来する赤血球1袋	血液200mLに由来する赤血球1袋	血液400mLに由来する赤血球1袋	血液200mL相当に由来する血漿1袋	血液400mL相当に由来する血漿1袋	10単位 約200mL 1袋
算定用容量	140mL	280mL	140mL	280mL	120mL	240mL	200mL
組成	血液保存液（CPD液）を28mLまたは56mL混合したヒト血液200mLまたは400mLから白血球および血漿の大部分を除去した赤血球層に赤血球保存用添加液（MAP液）をそれぞれ約46mL、約92mL混和したもので、CPD液を少量含有するもの				血液保存液（CPD液）を28mLまたは56mL混合したヒト血液200mLまたは400mLから白血球の大部分を除去し分離した新鮮な血漿を凍結したもの。400mL由来の本剤には、約0.9g（38mEq）のナトリウムが含まれている		血漿に浮遊した血小板で、血液成分採血により白血球の大部分を除去して採取したもの。血液成分採血に由来する血液保存液（ACD-A液）が含まれる。
有効期間	採血後28日間				採血後1年間		採血後4日間
貯法	2〜6℃				〜-20℃		要・振とう 20〜24℃

（日本赤十字社．輸血用血液製剤一覧表．https://www.bs.jrc.or.jp/hkd/hokkaido//special/files/bloodproducts20230315.pdf．より一部抜粋）

その他の輸血用血液製剤

2　血圧上昇/頻脈

■ 手術中は低血圧だけではなく，急激な血圧上昇が起きることがある。

■ 血圧上昇が起こる理由，起きたときの対処法は知っておく必要がある。

■ 高血圧患者は高血圧，低血圧を起こしやすく，特に注意する。

挿管操作

■ 麻酔導入後，心収縮力抑制，血管拡張により血圧低下が起きやすいが，**十分な鎮静，鎮痛，十分な筋弛緩状態でないとき**に挿管してしまうと，急激な血圧上昇とともに，体動を起こすことがある。

■ 急激な血圧変動を防ぐためにモニターは必須であり，筋弛緩モニター（➡ P.33），BISモニターにて麻酔深度を確認し挿管する。

■ 日本麻酔科学会から『安全な麻酔のためのモニター指針』が出されており，筋弛緩薬投与時には筋弛緩モニタリングによる評価が必須であるとされている。

■ 挿管時に十分な筋弛緩がなされていない場合は，バッキング（➡ P.128）を起こすことがあり，声帯や気管，口腔内を傷つける可能性がある。

■ 前述の指針ではBISモニターは必要に応じて装着するとなっているが，基本的に全例装着することを推奨する。

疼痛

■ 手術中は**侵襲的な操作の連続**である。患者は鎮静状態であるが，**疼痛管理をしっかり行う**ことにより循環動態の変動を少なくすることができる。眠っているため記憶がないからといって，鎮痛をないがしろにすることは麻酔管理上も不利益といえる。

■ 手術中の侵襲的な操作により，心拍数の上昇，血圧上昇が生じる場合は，まずはしっかり鎮痛をすることが大事である。手術中によく使用される合成麻薬のレミフェンタニル，フェンタニルを投与したり，**術前から術中，術後の鎮痛対策を考えておく**必要がある。

■ 術前に神経ブロック，硬膜外麻酔（➡ P.19）を考慮することも術中術後の鎮痛対策に貢献することが多い。

気腹

■ 気腹では「腹腔内の圧が上昇し，静脈還流が減り低血圧になる」とする成書が多くみられるが，臨床的には**気腹開始時は刺激により血圧上昇**することが多い。

■ 十分な筋弛緩状態であること，十分な鎮痛，鎮静がなされていることが対策となる。それでも高血圧が持続する場合は，降圧薬も考慮する。

覚醒

■ 覚醒により交感神経が刺激され，高血圧となる。前述のように，安全に**全身麻酔をするには，モニタリングが推奨**されている。BISモニターもその一つである。

■ 十分な鎮静ができているかを確認する。ただし，過量投与はしない。適切な麻酔をするためにはモニターによる注意深い評価が重要であり，覚醒のリスクを下げる。

3　バッキング

- バッキングとは、<u>患者の咳嗽反射</u>を意味する。浅麻酔状態のときに起きやすい。
- 十分な鎮痛、鎮静、筋弛緩状態を維持するために、前述のようにモニターによる評価をすること。
- それでも、バッキングが起きた場合は、理由を直ちに考え、薬剤を投与する。さらには、外科医とコンタクトをとりながら、ひとまず人工呼吸から用手換気に切り替えることも検討する。
- モニターを確認しながら麻酔深度を上げる（筋弛緩薬を追加投与する。）
- 筋弛緩薬が十分効いたところで、人工呼吸に切り替える。

安定しているモニター例

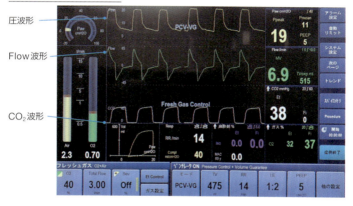

圧波形
Flow波形
CO_2波形

- 上図は安定した状態だが、バッキングが起きると左波形、Flow波形、呼気CO_2波形ともに乱れる。

| | VI | トラブルシューティング |

4 SpO$_2$低下

- 手術中にSpO$_2$低下の原因はいくつかあるが，ここでは起きる可能性があるものを挙げる（下表）。

- まず，原因を探す必要がある。闇雲にFIO$_2$を上げ続けるのではなく，ひとまず原因が解除されるまではFIO$_2$を一時的に上げて対処しながら，直ちに**原因を見つけて対処する必要**がある。

原因	対処
気管チューブのずれ（チューブが深すぎて片肺換気，浅くて十分な換気がされていない）	tCO$_2$モニターの波形は問題ないか，聴診し両肺換気であるかを確認する。また再度喉頭鏡にて確認しチューブの深さを適切な位置に直す必要がある。ビデオ喉頭鏡を使用することもよい
カフ漏れによる十分な換気がなされていない	カフ圧を確認する。適切な量が入っているかを確認し，換気量，気道内圧を確認する
痰詰まり	術前から喫煙者などの痰が多い人に起きやすい。聴診，吸痰したあと，ゆっくりと圧をかけ肺を膨らませる
無気肺	肥満，痰詰まり，気腹，体位により無気肺が起きやすい。麻酔導入後，人工呼吸になるときはPEEPにて対応するとともに，リクルートメント（一定の圧，時間で肺を膨らませる）を適宜行う。痰詰まりがあるときは吸痰することを心がける。胸部X線を確認する

- その他，患者要因など色々な原因があるため，その都度，原因を考えて対処する。

5 モニター異常

- モニターは随時確認する。モニター異常に,**いち早く気づく必要がある**。
- 処置しているときでも,SpO_2の音,脈拍のリズムの乱れがないか,随時モニターの音に耳を傾ける。
- 異常に気づいた際はモニターがはずれていないかをまず確認し,うまく装着されていない場合は,装着し直す。
- モニターの不具合だと思い込んで,患者の状態の変化に気づくのが遅れることはあってはいけない。モニターや患者の状態を総合的に判断する。

モニター正常例

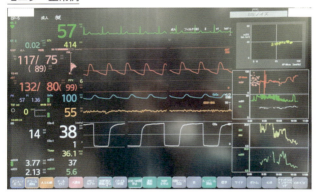

モニター異常例

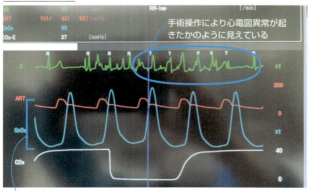

手術操作により心電図異常が起きたかのように見えている

Aライン波形,SpO_2波形は異常なく安定している

6 点滴が落ちない

- 腹腔鏡手術，ロボット手術が多くなってきており，両手巻きをはじめとする体位によって点滴が落ちない場合がある。
- まず，体位をとった際，手術開始前に**点滴の滴下を確認**しておく。
- 途中で滴下が悪くなったときは放置せず，点滴漏れがないか，点滴のルートが折れ曲がっていないか，術野付近で押しつぶされてしまっていないか，など滴下が悪くなった理由を直ちに確認する。
- 完全静脈麻酔のときは，点滴の滴下が悪くなることは覚醒につながるため，場合によっては再度点滴確保する必要がある。

手巻きの様子

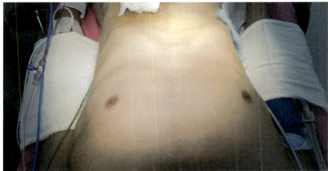

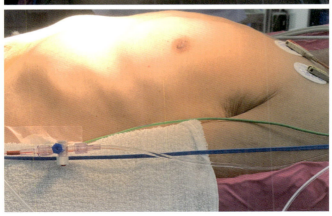

7 怖い「人的エラー」

■ 人的エラーは普段から気をつけなければいけない。麻酔科でよく起こる人的エラーを以下に記す。

■ 「そんなことは起きるはずがない」ということが起きるかもしれないと肝に銘じ，エラー回避のために気をつけてもらいたい。

誤薬・誤投与

■ 前述の通り，麻酔薬は透明，または生食で希釈することが多い。無色透明なために記載漏れや記載間違いが発生し，大きなミスにつながる。

■ きちんと記載されているにもかかわらず，同じ10mLシリンジから勘違いしてしまい，筋弛緩薬ロクロニウムを6mL投与すべきところ，昇圧薬を6mL投与してしまったという話を聞いたことがある。

■ 記載していたとしても，**投与前にもう一度確認すること**を忘れてはいけない。

シリンジポンプの設定ミス (➡P.29)

■ 普段から使い慣れていたとしても人的ミスが起きやすい。

■ 特に，体重，用量などの**入力間違い**は起こりやすい。投与前に必ずもう一度確認する。

■ 流量も確認し，標準体重からかけ離れた値ではないかを確認することも大事である。

麻酔器の漏れ

■ 多いときには，カフ，蛇管，バッグなどチェックする。

■ 手動に切り替えて対応する。

■ 改善しない場合は，指導医に報告する。

【上級編】
肝を冷やした症例への対処法

　最後に，麻酔科医でも緊張する重篤な合併症への対処法を紹介します。危機的出血，アナフィラキシー，気道確保困難など，緊急性の高い状況での対応をまとめました。

　知識として持っておき，いざというときに冷静かつ迅速に対応できるよう準備しておきましょう。

1 危機的出血

- 出血しやすい状況，手術，疾患などを把握する。
- 術前に出血量を予測し，輸血が必要な場合は事前にオーダーしておく。
- 危機的出血は突然起きる。輸液・輸血用の点滴ラインの確保も怠らない。

対応ガイドライン

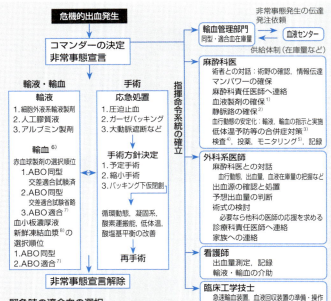

緊急時の適合血の選択

患者血液型	赤血球濃厚液	新鮮凍結血漿	血小板濃厚液
A	A>O	A>AB>B	A>AB>B
B	B>O	B>AB>A	B>AB>A
AB	AB>A=B>O	AB>A=B	AB>A=B
O	Oのみ	全型適合	全型適合

異型適合血を使用した場合，投与後の溶血反応に注意する

1) 血液が確保できたら交差適合試験の結果が出る前に手術室へ搬入し，「交差適合試験未実施血」として保管する。
2) 内径が太い血管カニューレをできるだけ上肢に留置する。
3) 輸液製剤・血液製剤の加温。輸液・血液加温装置，温風対流式加温ブランケットの使用。アシドーシスの補正，低 Ca 血症，高 K 血症の治療など。
4) 全血球算，電解質，アルブミン，血液ガス，凝固能など。輸血検査用血液の採取。
5) 観血的動脈圧，中心静脈圧など。
6) 照射は省略可。
7) 適合試験未実施の血液，あるいは異型適合血の輸血；できれば 2 名以上の医師（麻酔科医と術者など）の合意で実施し診療録にその旨記載する。
8) 原則，出血の外科的制御後に投与する。

（日本麻酔科学会／日本輸血・細胞治療学会．危機的出血への対応ガイドライン．https://anesth.or.jp/files/pdf/kikitekiGL2.pdf．より転載）

2 アナフィラキシーショック

■ アナフィラキシーは術中に発症した場合**ドレープがかかっており，皮膚病変に気づきにくい**。診断に時間がかかってしまうことがないよう，バイタルの変化に直ちに気づく必要があり，すぐに対応すべきである。

診断基準

①皮膚症状があり，ほかの呼吸器症状，循環器症状がある

②アレルゲンへの曝露が疑われ，皮膚症状，呼吸器症状，循環症状，消化器症状のうち2つがある

③既知のアレルゲン曝露後に血圧低下

➡**皮膚症状がなくても，アナフィラキシーは除外できない！**

対応フローチャート

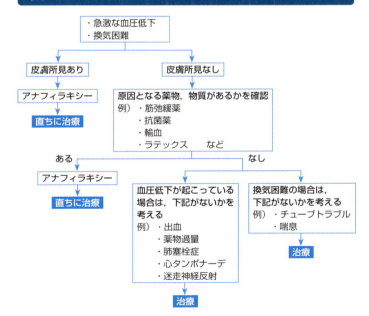

(日本麻酔科学会，アナフィラキシーに対する対応プラクティカルガイド．より作成)

初期治療

| Point |

**疑ったらすぐ治療！
アドレナリンに躊躇しない！
指導医にすぐ相談！**

①アナフィラキシーの原因と思われる薬・物質物をすべて中止，除去

②十分な人手を確保し，状況を記録する

③患者を仰臥位にし，下肢を挙上する

④マスク，挿管されている状態でも十分な酸素を投与する

⑤確実な静脈路を確保する

⑥アドレナリンを投与
　必要に応じて追加投与する
　反復投与が必要であれば，持続静脈内投与を開始する

　【投与量】
　筋肉注射　：0.01mL/kg（0.01mg/kg）
　1回最大量：大人0.5mL（0.5mg）
　　　　　　　小児0.3mL（0.3mg）
　治療に反応しない場合：持続静注 0.1〜1μg/kg/min

⑦喉頭・咽頭浮腫が進行する場合は早めに気管挿管を行う。
　判断の遅れがないようにする

⑧血圧が回復するまで輸液を行う

　【投与量】
　最初の5分間で5〜10mL/kg
　小児は最初の1時間で30mL/kg

| | | VII 【上級編】肝を冷やした症例への対処法 |

追加治療

気管支拡張薬
■ 気管支痙攣による換気困難には**β₂刺激薬の吸入**を行う。

副腎皮質ホルモン製剤
■ アナフィラキシー反応の遷延化を抑制できる可能性がある。
■ 低血圧を避けるために緩除に投与する（最適な投与量に関するエビデンスはない）。
■ ただし，ヒドロコルチゾンには，まれではあるがアナフィラキシーの報告があるので，注意が必要である。

ヒドロコルチゾン投与量

	成人	200mg
	12歳以上	200mg
小児	**6～12歳**	100mg
	6カ月～6歳	50mg
	6カ月以下	25mg

抗ヒスタミン薬
■ 切迫した状態のとき，**抗ヒスタミン薬だけでは救命できない**。
■ エビデンスレベルは低いが，薬理学的適用はある。
■ H₁遮断薬は，ヒスタミンを介した血管拡張と気管支収縮を軽減する。ほかのメディエータを介した反応は抑制できないが，安全性は高い。
■ H₂遮断薬を常に併用するエビデンスはほとんどない。

心血管作動薬
■ 動物実験では，アドレナリンや輸液負荷に抵抗するショックに対するノルアドレナリン，バソプレシン，グルカゴン，アトロピンなどの有効性が示されている。

3 difficult airway

- 常に挿管困難に備える。
- 挿管困難を術前から予想しておく。
- 挿管困難が予想された場合は**準備を怠らない**。
- デバイスで挿管できなかった場合は<u>覚醒させることも念頭に置いておく</u>。

difficult airwayの対応

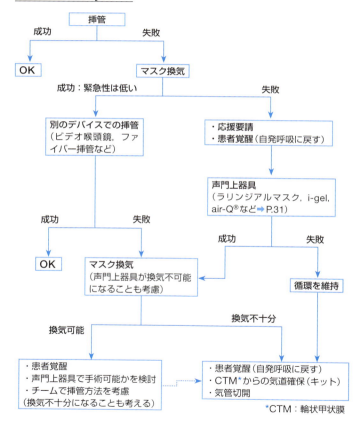

(アメリカ麻酔学会(ASA)の気道確保困難時のアルゴリズムより作成)

VII 【上級編】肝を冷やした症例への対処法

4 局所麻酔中毒

■ 全身麻酔中は症状が気づかれにくく発見が遅れやすい。

■ 外科医が使う局所麻酔薬も把握し，**極量を計算しておく**（➡ P.140）。

■ 極量未満でも局所麻酔中毒は起きることがある。

■ 起きた場合は治療を直ちに開始する。

対応方法

① 局所麻酔薬の投与を中止

② 応援の要請

③ 血圧・心電図・パルスオキシメータの装着

④ 静脈ラインの確保

⑤ 気道確保および100％酸素投与。必要に応じて気管挿管，人工呼吸

⑥ 痙攣の治療（治療薬はベンゾジアゼピンが推奨される。血圧・心拍が不安定な場合はプロポフォールの使用は不可）

⑦（余裕があれば）血中濃度測定のための採血

重度の低血圧や不整脈を伴う場合の対応

① 下記の方法[1]に従って脂肪乳剤を投与する

② 標準的な手順に従って蘇生を開始する

③ 体外循環を準備する

＊1：脂肪乳剤の投与法

※（ ）内は体重70kgの場合の概算

① 1.5mL/kg（100mL）を約1分かけて投与する。
その後0.25mL/kg/min（17～1,000mL/h）で持続投与を開始する

② 5分後に循環の改善が得られなければ，再度1.5mL/kg（100mL）を投与し，
持続投与量を2倍の0.5mL/kg/min（2,000mL/h）に上げる。
必要があれば，さらに5分後に1.5mL/kg（100mL）を投与する（ボーラス投与は3回が限度）

いずれの場合も，患者を監視と直ちに治療ができる場所に移し，観察を続けること。

■ 重度の低血圧や不整脈が認められない場合は，注意深い観察のもとで，脂肪乳剤の投与を考慮しつつ，対症的な治療を行う。

139

局所麻酔薬極量の目安

例：体重50kgの場合

一般名（商品名）	投与量の目安	極量
リドカイン （キシロカイン®）	4mg/kg	1%の場合：20mL
メピバカイン （カルボカイン®）	5mg/kg	1%の場合：25mL
ブピバカイン （マーカイン®）	2mg/kg	0.5%の場合：20mL
レボブピバカイン （ポプスカイン®）	150mgまで	0.25%の場合：60mL
ロピバカイン （アナペイン®）	3mg/kg	0.75%の場合：20mL

Ⅶ 【上級編】肝を冷やした症例への対処法

5 悪性高熱症

■ 2万人に1人の割合で発生するまれな病態であるが，発生すると致命的な合併症になりうる。

■ 主に，第19番染色体の19q13.1にあるリアノジン受容体の遺伝子異常による常染色体優性遺伝であり，筋ジストロフィー患者で発生頻度が高い。

■ 特定の麻酔薬に対して感受性をもつ患者において，骨格筋の筋小胞体からカルシウムの放出が増大することで引き起こされる。そのため，重度の筋収縮や代謝亢進といった症状を示す場合がある。

■ **高熱，頻脈，不整脈，高二酸化炭素血症（高$EtCO_2$）**，筋強直，横紋筋融解症，**呼吸性代謝性アシドーシス，高カリウム血症**などの症状を示す。

■ さらに，横紋筋融解によるミオグロビン尿が生じることもある。

関与する麻酔薬

筋弛緩薬	スキサメトニウム
吸入麻酔薬	ハロタン，イソフルラン，セボフルラン，デスフルラン

治療

■ 発症した場合は，<u>直ちに原因となる薬剤を中止</u>し，酸素投与を行う。

■ 輸液確保，呼吸回数の調整，頻脈の対応，冷却，**ダントロレン投与**を行う。

■ ダントロレンは，2.5mg/kgを5分ごと，計10mg/kgの最大量まで必要に応じて静脈内投与する。

■ ダントロレンの投与を躊躇してはならない。ダントロレンは溶解性が低いが，温めることで溶けやすくなる。

■ **迅速な治療開始が重要**であり，治療の遅れは死亡率を高める（ただし，素早い治療でも死亡する例もある）。

6 肺塞栓

- 深部静脈血栓（DVT）が剥がれ肺動脈に移動して詰まった状態を指す。
- **臥床が長い患者**，**骨折患者**，高齢者，脱水患者，**エストロゲン製剤内服患者**などでリスクが高い。
- 小さな血栓であれば自覚症状がない場合もあるが，**全身麻酔下で発生すると致命的な合併症となりうるため，予防が何よりも大切**である。

術前のリスク評価

- 術前にリスクを評価，回避を行う。
- 前述の高リスク患者で採血の結果Dダイマー高値であった場合は，**下肢静脈エコー，造影CTで確定診断**となる。
- DVTがある場合は，手術の緊急性と合わせて，血栓の位置（近位型か遠位型か），大きさ，移動のリスク，移動した場合に致命的になりうるかを総合的に評価する。そのうえで，手術と血栓溶解治療のどちらを優先するのかを，主治医，麻酔科医，循環器内科医とともに決定する。
- 場合によっては，一時的下大静脈フィルターを留置して手術を行う。

肺塞栓発生時の変化

- **血圧低下，$EtCO_2$の急激な低下，気道内圧の上昇，低酸素血症**などが起こる。
- 手術中に**経食道エコー**を用いて診断し，**右室拡大や肺動脈血栓**を確認して確定診断する。

治療

- **血圧維持（輸液，昇圧薬併用），酸素濃度の上昇**，循環器内科医へのコンサルトを行い，必要に応じて経カテーテル的血栓溶解治療や外科的血栓除去術を行う。

索引

あ

亜酸化窒素	22
アシドーシス	13, 39
アスピリン	9
アスピリン・ダイアルミネート配合剤	9
圧力補助	24
アドレナリン	136
アトロピン	91, 93
アピキサバン	8
アミノグリコシド系抗菌薬	59
アルカローシス	39
アルチバ®	26
アンプラーグ®	9
アンプル	27
イグザレルト®	8
イコサペント酸エチル	9
意識障害	77
維持輸液量	12
一回換気量	23, 24
一回吸気圧	24
いびき	48
インスリン	46
インスリン投与量の目安	47
イントロテック	32
ウィニング期	24
運動誘発電位	33
腋窩神経麻痺	14
腋窩動脈圧迫	14
エスラックス	27
エドキサバントシル	8
エパデール®	9
エリキュース®	8
横隔膜挙上	14
嘔気嘔吐	42

か

オパルモン®	9
開口器	84
開口障害	48
外側大腿皮神経麻痺	14
回腸新膀胱	105
回腸導管	105
覚醒遅延	65
下肢うっ血	14
下肢挙上	14
ガス供給回路部	23
下側四肢圧迫	14
カニュレーション	18
カフ圧モニター	40
カフ漏れ	5
眼圧上昇	14
眼球圧迫	14
換気量保証・従圧式調節換気	24
緩徐導入	41
肝代謝	66
顔面圧迫	14
顔面神経麻痺	14
顔面浮腫	14
気管支拡張薬	8, 137
気管支収縮	62
気管支攣縮	13
気管切開	87
気管チューブ	5, 17, 30
気管チューブトラブル	14
危機的出血〈対応ガイドライン〉	134
気道内圧	5
気道内圧上限アラーム	23
気道浮腫	14
揮発性麻酔薬	33

143

索引

気腹 ································ 5
気腹への影響 ···················· 88
逆流性食道炎 ····················· 48
逆流防止弁 ······················· 72
逆血 ···························· 18
吸気時間 ························ 24
急速導入 ························ 41
吸入麻酔薬 ······················ 25
仰臥位 ·························· 14
強化インスリン療法 ··············· 46
胸腔ドレーン ··················· 119
局所麻酔薬 ······················ 25
局所麻酔薬極量の目安 ············· 140
巨舌 ··························· 48
虚脱 ··························· 24
禁煙介入 ························ 60
筋弛緩 ·························· 25
筋弛緩モニター ··················· 33
筋弛緩薬 ························ 33
区域麻酔 ························ 19
空気塞栓 ························ 14
クリアウォーター ················· 11
経口糖尿病薬 ····················· 10
脛骨神経麻痺 ····················· 14
経静脈的患者自己調節鎮痛 ········· 88
経鼻挿管 ························ 80
頸部後屈 ························ 84
血圧コントロール ················· 51
血圧上昇 ························ 14
血管拡張薬 ······················· 8
血管痛 ·························· 40
血糖 ··························· 39
血糖コントロール ················· 45
ケトアシドーシス ················· 45
ケナコルト® ···················· 49
降圧薬 ······················ 8, 10, 51
降圧薬〈作用機序〉 ················· 10
抗凝固薬 ·························· 8
抗血小板薬 ······················· 9
甲状腺クリーゼ ················· 67, 85
甲状腺ホルモン ·············· 8, 67, 85
向精神病薬 ······················· 10
拘束性換気障害 ················· 14, 23

抗てんかん薬 ······················· 8
喉頭鏡 ······················ 17, 32
後頭神経麻痺 ····················· 14
抗パーキンソン病薬 ················· 8
抗ヒスタミン薬 ··················· 137
抗不整脈薬 ························· 8
硬膜外麻酔 ······················· 19
誤嚥 ··························· 69
コートン® ······················ 49
呼気終末陽圧 ····················· 23
呼気二酸化炭素分圧 ················· 5
呼吸回数 ····················· 23, 24
呼吸回路部 ······················· 23
呼吸時間 ························ 23
コハク酸エステル型 ··············· 50
コルチゾン ······················· 49

━━━━━━ さ ━━━━━━

座位 ······················ 14, 100
砕石位 ····················· 14, 101
坐骨神経麻痺 ····················· 14
サリンヘス® ····················· 13
サルポグレラート ··················· 9
三環系抗うつ薬 ··················· 10
酸素 ··························· 22
酸素比 ·························· 39
ジギタリス ······················· 10
持続陽圧換気 ····················· 24
自発呼吸 ························ 24
シバリング ···················· 13, 42
ジピリダモール ····················· 9
脂肪乳剤 ······················· 139
尺側皮静脈 ······················· 16
尺骨神経麻痺 ····················· 14
従圧式調節換気 ··················· 24
周術期呼吸器合併症 ··············· 15
重炭酸リンゲル液 ················· 13
従量式調節換気（VCV） ············· 23
出血 ·························· 124
術後鎮痛 ························ 88
術後の回復プログラム（ERAS） ···· 11
術前経口補水療法（ORT） ········· 11
術前脱水 ······················· 124
循環不全 ····················· 14, 39

索引

昇圧薬	51
笑気	22
上気道感染症	15
静脈的経皮ペーシング	75
上腕動脈	16
シリンジ	25
シリンジポンプ	29
シリンジポンプの設定	29
シロスタゾール	9
シロスタゾール®	9
新型コロナウイルス感染症	15
神経生理学的モニタリング	74
神経損傷	16
心血管作動薬	137
人工膠質液	13
人工耳小骨	83
人工乳	11
迅速導入	41
腎体位	14, 104
腎毒性	59
腎排泄	59
心拍出量モニター	12
深腓骨神経麻痺	14
深部静脈血栓	48
髄液漏	20
睡眠時無呼吸症候群	48
頭蓋骨固定（3点固定）	74
頭蓋内圧亢進	76
頭蓋内出血	13
スタイレット	17
スタチン	8
頭低位	14
ステロイド	8
ステロイドカバー	49
ステロイド換算表	49
ステント血栓症	55
ステント内再狭窄	52
スニッフィングポジション	17
スパイラルチューブ	30
スパイロメトリー	62
正中神経	16
正中神経麻痺	14
声門上器具	31

脊髄くも膜下硬膜外併用麻酔	109
脊髄ショック	70
脊髄くも膜下麻酔	20
穿刺部位	20
全静脈麻酔	33
全身麻酔の三要素	25
総腓骨神経麻痺	14
側臥位	14
ソル・コーテフ®	49

た

ターニケット	99
ターニケットペイン	99
代謝性アシドーシス	13
体性感覚誘発電位	33
大動脈弁狭窄	58
多発性内分泌腫瘍症（MEN）	108
ダビガトランエテキシラート	8
ダブルルーメンチューブ	30, 117
炭酸リチウム	10
ダントロレン	67, 141
チオペンタール	25
チクロピジン	9
肘正中皮静脈	16
超音波ガイド下神経ブロック	19
直達鏡	86
チラージン	68
鎮静	25
鎮痛	13, 25
通過障害	91
低アルブミン血症	95
低血糖	45
低酸素血症	48
低体温	42
デカドロン®	49
滴下不良	5
デキサメタゾン	49
デクスメデトミジン	81
デスフルラン	96
デッキ	114
手袋	27
手巻き	131
デルマトーム	19
電解質異常	39

145

索引

てんかん発作	65
糖入り細胞外液点滴	46
同期式間欠的強制換気	24
橈骨神経	16
撓骨神経麻痺	14
橈骨動脈	18
透析シャント	59
橈側皮静脈	16
糖尿病患者の合併症	44
糖尿病薬	46
ドライウェイト	106
トリアムシノロン	49
ドルナー®	9

な

内臓の支配神経	19
二次性副甲状腺機能亢進症	59
ニトログリセリン	52
乳酸アシドーシス	10
乳房再建	72
尿管皮膚瘻	105
尿量	12
ネオシネジン	94
脳圧上昇	14
脳オキシメーター	63, 80
脳血流欠乏	76
脳血流自己調節能	64
脳梗塞	63
脳神経機能モニター	33

は

パーカーカフ	30
バイアスピリン®	9
バイアル	27
バイアルカッター	28
肺気腫	62
肺動脈楔入圧	122
肺のコンプライアンス	23
肺リクルートメント	48
バッキング	128
パナルジン®	9
バファリン®	9
バルサルバ	79
ハローベスト	98
バロトラウマ	62

半閉鎖式回路	23
ビカーボン®	13
ビカネイト®	13
ビグアナイド	10
鼻腔アプローチ	82
非脱分極姓麻酔用筋弛緩薬	25
ビデオ喉頭鏡	32
ヒドロコルチゾン	49, 137
肥満度分類	47
ピンインデックスシステム	22
貧血	39
フィジオ®140	13
フェノチアジン誘導体	10
フェンタニル	25
腹臥位	14
伏在神経麻痺	14
副腎皮質ホルモン製剤	137
不整脈	13
不整脈薬	56
不動	25
プラザキサ®	8
フルストマック	48
プレタール®	9
プレッシャーコントロール	24
プレドニゾロン	49
プレドニン®	49
プロタミン	8
プロポフォール	25, 29
ブロンコスパズム	62
分離肺換気	95, 117-122
閉鎖神経ブロック	102
ペースメーカ	56
ヘパリン	8
ベラプロストナトリウム	9
ペルサンチン®	9
弁膜症	58
補水液	11
母乳	11
ボルトラウマ	62
ボルベン®	13

ま

マーカイン	20
マジックベッド	88

索引

麻酔高	20
マッキントッシュ型	32
マッコイ	32
マンシェット	72
慢性気管支炎	62
マンニトール	75
水デバ	26
ミラー型	32
無気肺	48, 121
メチルプレドニゾロン	49
メドロール®	49
目パッチ	40
免疫抑制薬	106

や

薬剤インシデント	4
輸血	124
輸血用血液成分製剤	125
用手換気	128

ら

ラリンジアルマスク	31
リウマチ	62
リクシアナ®	8
利尿薬	8
リバーロキサバン	8
リマプロスト　アルファデクス	9
ノン酸エステル型	50
リンデロン®	49
レートコントロール	55
レミフェンタニル	25-27, 29
ロクロニウム	25, 29

わ

ワーファリン®	8
ワルファリン	8
腕神経叢麻痺	14

A

ACE阻害薬	10
air-Q®	31
ARB	10
ATⅡ受容体拮抗薬	10

B・C

BISモニター	33
Ca拮抗薬	8
Child-Pugh分類	66, 96

Cushing徴候 … 75

D・E・F

difficult airwayの対応	138
EtCO2	5, 63
FIO2	129

H

H1遮断薬	137
HMG-CoA還元酵素阻害薬	8
Hugh-Jones分類	38

I

i-gel	31
ICD植え込み患者	56

M

Mallampati分類	38
MAO阻害薬	10
MEP	74
METs	39

N

NSAIDs過敏喘息	50
NYHA分類	38

P

PEEP	23
PF比	39
pringle法	96

R・S

rSO2	63
SEP	74

T・V

TCI	29, 41
TOF比	33
TUR症候群	101
von Hippel Lindau病	108

数字・記号

1%ブドウ糖加酢酸リンゲル液	13
α遮断薬	8
β遮断薬	8, 51

要点だけ最速でわかる **麻酔科研修**

2024年10月 10日　　　　第1版第1刷発行

■ **著　者**　品川(関)久美子　しながわ(せき)くみこ
■ **編集協力**　中山祐次郎　なかやまゆうじろう

■ **発行者**　吉田富生

■ **発行所**　**株式会社メジカルビュー社**
　　　　〒162-0845 東京都新宿区市谷本村町2-30
　　　　電話　03(5228)2050(代表)
　　　　ホームページ　https://www.medicalview.co.jp/

　　　　営業部　FAX　03(5228)2059
　　　　E-mail eigyo@medicalview.co.jp

　　　　編集部　FAX　03(5228)2062
　　　　E-mail ed@medicalview.co.jp

■ **印刷所**　シナノ印刷株式会社

ISBN 978-4-7583-1311-7　C3047

©MEDICAL VIEW, 2024. Printed in Japan

・本書に掲載された著作物の複写・複製・転載・翻訳・データベースへの取り込みおよび送信 (送信可能化権を含む)・上映・譲渡に関する許諾権は，(株)メジカルビュー社が保有しています。
・**JCOPY** 〈出版者著作権管理機構 委託出版物〉
　本書の無断複製は著作権法上での例外を除き禁じられています。複製される場合は，そのつど事前に，出版者著作権管理機構 (電話 03-5244-5088，FAX 03-5244-5089，e-mail: info@jcopy.or.jp)の許諾を得てください。

・本書をコピー，スキャン，デジタルデータ化するなどの複製を無許諾で行う行為は，著作権法上での限られた例外 (「私的使用のための複製」など) を除き禁じられています。大学，病院，企業などにおいて，研究活動，診療を含み業務上使用する目的で上記の行為を行うことは私的使用には該当せず違法です。また私的使用のためであっても，代行業者等の第三者に依頼して上記の行為を行うことは違法となります。